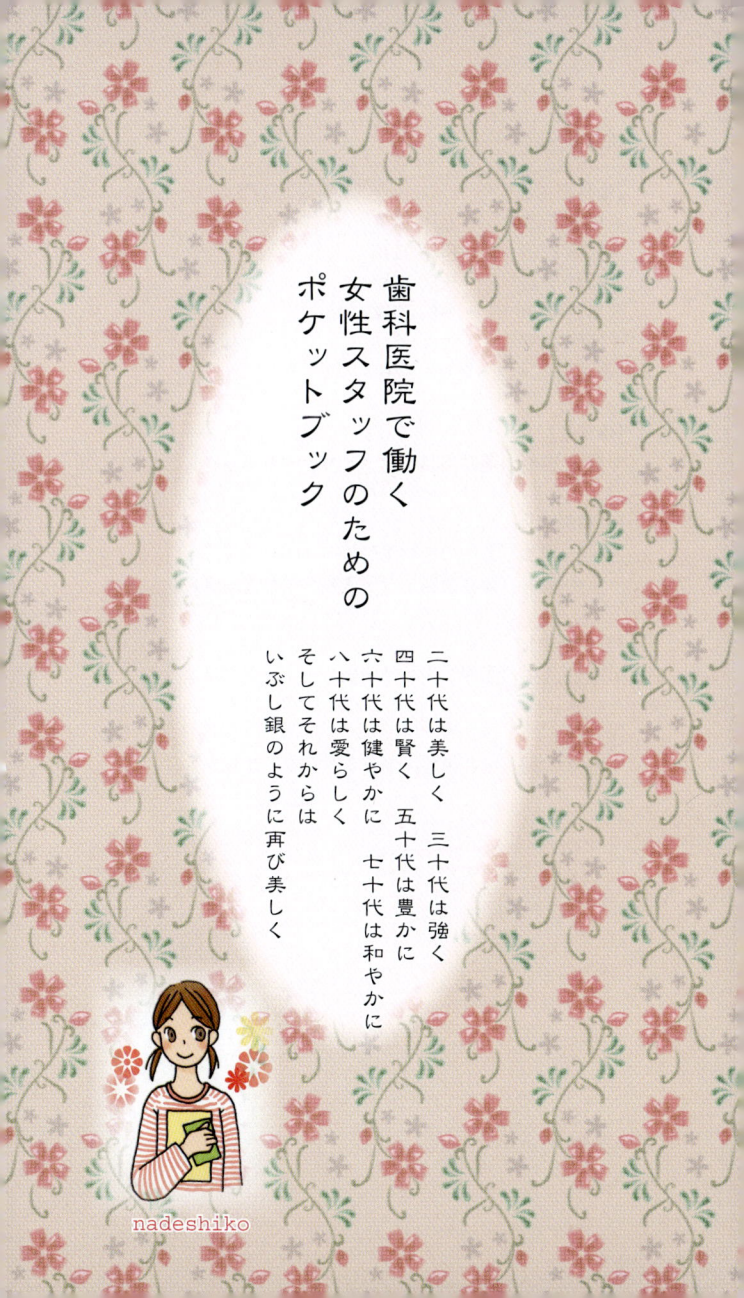

歯科医院で働く女性スタッフのためのポケットブック

二十代は美しく　三十代は強く
四十代は賢く　五十代は豊かに
六十代は健やかに　七十代は和やかに
八十代は愛らしく
そしてそれからは
いぶし銀のように再び美しく

nadeshiko

執筆者一覧

【歯科衛生士】
- 三木 千津
- 石川 清美
- 舩垣 彰子
- 市原 綾花
- 松村 香織
- 末廣 吏絵
- 手塚 智恵
- 多田 沙織
- 国方 南実
- 竹井 美紗

(蓮井歯科・ファミリークリニック)

【保育士】
- 有友 美樹（蓮井歯科・ファミリークリニック）

【歯科医師】
- 綾野 理加（あやの歯科医院）
- 蓮井 義則（蓮井歯科・ファミリークリニック）

【資料提供】
- 磯部 孟生（医療法人社団磯部レディースクリニック）

【監修】
- 蓮井 義則（蓮井歯科・ファミリークリニック）

刊行にあたって

8020運動の広がりと高齢社会の到来と共に、歯科疾患の予防に関心が寄せられ、予防を業とする歯科衛生士にとって、またとない活躍の時代がやってきました。それは、歯科衛生士が自ら口腔だけにとどまらない広い視野でスキルアップを図ることを、強く期待されているともいえます。

歯科衛生士とは、《食べること》《話すこと》、即ち《生きる喜びを育て守ること》を職業とする専門家です。予防を専門とし、歯科医師と協力しながら子供からお年寄りまで多くの人を助け導くために、口腔をとおして人を「看る」、つまり全人的な視点を持って患者さんに寄り添うことを、求められています。

人生にはさまざまなステージがあります。そして、医療の原点は「人の死」にあります。生まれ出る期待、成長の喜び、自立の誇らしさ。そして、育てられる側から育てる側への転換。育てる愛おしさ、見守られる感謝、繰り返される"いのち"という時間。

このポケットブックは、「女性」というひとりの社会人の視点で、新生児から高齢者までの人生の各ステージに対応できるよう作られています。今の自分とは違うステージを生きる患者さんの《こころ》と《からだ》について、素早く理解できるようにまとめました。

本書を手に取られた皆さんは、おそらく歯科衛生士として生きる、ひとりの女性。この、人生の一番輝けるステージに歯科衛生士という職業を選んだ皆さんと共に、私たちも一歩ずつ前進して参りたいと思います。

最後になりましたが、本書の上梓にあたりご尽力くださいました株式会社デンタルダイヤモンド社の後藤由紀様に、心より御礼申し上げます。

2012年3月
三木千津

contents 歯科医院で働く女性のためのポケットブック nadeshiko

＊本書は、ライフステージごとに、その年代の心身の特徴を歯科医院で働く女性に役立つ内容としてまとめました。内容によっては年代で重なるものもありますが、それぞれを参照しながらお読みください。
また、社会に出て働き始めた方のために、マナー講座も掲載しました。

刊行にあたって …… 3

出生〜12歳
出生〜6ヵ月 …… 10
- 先天歯・新生児歯…11　■ リガフェーデ病…11
- 上皮真珠…11　■ 哺乳障害…12　■ 口唇裂・口蓋裂…12

6ヵ月〜1歳6ヵ月 …… 14
- エプーリス…15　■ 癒合歯…15　■ 歯磨き開始の時期…16
- 離乳食の開始…16　■ 指しゃぶり…18

1歳6ヵ月〜3歳 …… 22
- 上唇小帯の異常…23　■ 舌小帯の異常…23　■ 基底棘…24
- 発育空隙…24　■ 哺乳ビン蝕…25

3歳〜6歳 …… 28
- 先天性欠如歯…29　■ 過剰歯…29　■ おやつの与え方…30
- う蝕のプロセス…30

6歳〜12歳 …… 35
- 歯肉炎…36　■ 中心結節…37
- 予防充塡材（フィッシャーシーラント）…38
- 6歳臼歯のブラッシング…38

12歳〜 …… 39
- 思春期性歯肉炎…40　■ 顎関節症…40　■ 口内炎…40
- う蝕予防…41

＊ nadeshiko's COLUMN
[離乳食の進め方…20]
[1歳6ヵ月健診…26]
[3歳児健診…34]
[歯列不正について…44]

思春期
思春期の特徴 …… 48
思春期に起こりやすい身体的症状 …… 49

- 鉄欠乏性貧血…49　- 起立性調節障害…50　- 摂食障害…52

思春期に起こりやすい精神的症状 …… 54
- 恐怖症…54

思春期の心の発達 …… 55
- 知的機能の発達…55　- 人との関わり…56　- 自分らしさ…56
- 欲求への対応…57

思春期の患者への口腔ケア …… 60
- 思春期の患者へのブラッシング指導…62

* nadeshiko's COLUMN
[思春期の患者にどう向き合っていくか…58]

成人期

成人期の特徴 …… 66

成人期に起こりやすい女性特有の疾患 …… 66
- 乳がん…66　- 子宮頸がん…69　- 子宮筋腫…71
- 子宮内膜症…73　- 膠原病…75　- 甲状腺の病気…77
- 鉄欠乏性貧血…80　- うつ病…81　- 過敏性腸症候群…84

成人期の口腔内の変化と歯科での対応 …… 88
- 二次う蝕…88　- 審美歯科…90　- がん治療患者…93

中年期

中年期の特徴 …… 96

心理的側面 …… 96
- 精神疾患…96

身体的側面 …… 100
- 高血圧…100　- 骨粗鬆症…101　- 糖尿病…102
- 心疾患…105　- メタボリックシンドローム…107
- 歯周病と肥満…108

中年期の口腔内の変化と歯科での対応 …… 110
- 歯周病…110　- 根面う蝕…115　- 口腔乾燥症…115
- 口臭…118　- インプラント治療…118

更年期

更年期とは …… 122
- 閉経…122　- プレ更年期…122

更年期症状 …… 123

- 更年期症状と更年期障害…123　- 更年期によくみられる症状…123
- 更年期障害の検査・診断…124

更年期に気をつける病気 …… 124
- 骨粗鬆症…124　- 動脈硬化症…128　- 泌尿器系…131
- 生殖器系…131　- がん…132

更年期の精神 …… 134
- 更年期のうつ…135

更年期における症状への対応 …… 137
- 更年期障害の治療…138　- 日常の心得…140
- トレーニング…142　- ホルモン補充療法（HRT）とがん…144

男性更年期障害 …… 146
- 症状・治療…146

更年期の口腔内の変化と歯科での対応 …… 148
- 口腔乾燥・舌痛症…148　- 歯周病…148　- 骨粗鬆症…150
- 疾患別処置時の注意点…156　- 食事指導…159

老年期

老年期の特徴 …… 162

老化の性差 …… 162

老年期精神疾患 …… 164
- 認知症…164　- せん妄…165　- うつ病、うつ状態…165

老年期の身体疾患 …… 166
- 脳血管…166　- 神経…168　- 心臓…170　- 呼吸器…171
- 消化器…173　- 泌尿器…177　- 関節・骨…179
- 皮膚…181　- 血液…182　- 内分泌代謝疾患…184
- 水・電解質異常…186　- 感覚器…187

老年期の患者と歯科疾患 …… 190
- 口腔カンジダ症…191　- 口腔乾燥症（ドライマウス）…192　- 根面う蝕…193　- 補綴物の管理…195　- 味覚障害…196
- 口腔がん…196　- 義歯…199

妊娠・出産

女性ホルモンと性周期 …… 202
- 脳から分泌される性腺ホルモン…202
- 卵巣から分泌される性腺ホルモン…202　- 女性の性周期…203
- 更年期と女性ホルモン…205　- 経口避妊薬…206

妊娠の成立 …… 207
- 受精…207
- 妊娠の自覚症状…208
- 妊娠週数の数え方と分娩予定日…208
- 妊娠検査…209
- 妊娠期の分類…209
- 胎児の成長…211
- つわり…211

切迫早産 …… 212
- 切迫早産とは？…213
- 早産が起こる原因…213
- 治療…213

出産 …… 214
- お産のサインと破水…214

産褥期 …… 215
- 子宮の回復…215
- 悪露（おろ）…215
- 産褥期の感染症…215
- 妊娠中の授乳…216

妊娠と薬 …… 220
- 妊婦に影響のある薬…220
- 胎児に影響のある薬…220

妊娠による口腔内環境の変化 …… 223
- ホルモンによる口腔内の変化…223
- 早産・低体重児のリスク因子…224
- 妊娠性歯肉炎…225
- う蝕…225

妊娠中の歯科治療 …… 228
- 妊娠中の治療体位…229
- 妊娠中のＸ線撮影…229
- 歯科治療中の妊産婦に使用可能な薬…230
- 妊娠と智歯…231
- プレマタニティ期のメインテナンスの勧め…231
- 妊娠中の歯科医療スタッフへの注意…232

＊ nadeshiko's COLUMN
[妊婦の身体症状…218]
[妊婦の生理的貧血と鉄欠乏性貧血…226]
[女性スタッフに知ってほしい感染防御…234]

食育

食育の大切さ…食育とは …… 238
- 食育基本法…238
- 歯科と食育…238

歯科からのアプローチ …… 239
- 乳児期における食育支援 …240
- 口から食べる準備のための食育支援 …241
- 離乳期の食育支援 …242
- 乳歯の生え方と咀嚼の発達…243

- 乳児期の食育支援 …245
- 学齢期における食育支援…247
- 成人期の食育支援 …249
- 高齢者の食育支援 …250

優しく易しいマナー講座
言葉遣い …… 252
冠婚葬祭のマナー …… 254
- 葬儀 …254
- 結婚式…260
- 出産祝い …262
- 病気見舞い…263

仕事の取り組み方 …… 265
はがき・封書の知識 …… 275

参考文献・資料・Webサイト …… 277
索引 …… 285

(資料ならびに Web サイトの情報は 2012 年 2 月現在のものです。)

イラスト　えん

出生〜12歳

本章では出生から12歳までの子どもの成長について、
口腔衛生に役立つ内容でまとめました。
この時期の子どもは、
母親に連れられて来院することが多いと思われます。
子どもの口腔の健康を守るためには、
母親への指導が欠かせません。
歯の生えていない新生児のうちから、
保健指導は始まります。
これから母親になろうという女性には、
ぜひ知っておいてもらいたい知識です。
母親からの質問も多いと思われますので、
QAを盛り込みました。

出生〜6ヵ月

　新生児は1日に15〜20時間、生後6ヵ月で12〜17時間、昼も夜も眠っています。地域や施設によって異なりますが、保育所は0〜4歳までで、5、6歳になると幼稚園に行きます。以下の表に身体的特徴と対応等を示します。

口腔内の状態

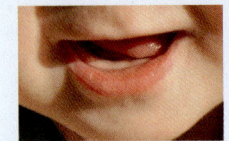 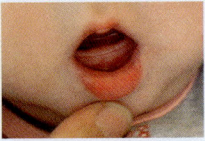

咀嚼能力の特徴

- 1〜4ヵ月（吸綴）　チュチュ　舌のみ期
- 5〜6ヵ月（離乳初期）　パクパクごっくん　口唇食べ期

身体運動

- 2〜3ヵ月
  原始反射が多い・手を口にもっていきしゃぶる
- 3〜4ヵ月
  首がすわる
- 5〜6ヵ月
  ・物が指先に触れると、見て、指を開いて両手で取りにくる
  ・寝返りをする

言葉・認識・情緒

あやされると顔を見て笑い、手足をふる。見慣れた大人の顔を見ただけで微笑みかけをする。喃語をしゃべる

対応時のポイント

あやしたり、やさしい言葉がけは必要だが、言葉によるコミュニケーションはとれない

口腔内に起こる病気

先天性歯・新生児歯 / リガフェーデ病 / 上皮真珠

家庭での口腔内の手入れ

無歯期、哺乳が主体の時期。口の中をさわって歯が生えてきそうな盛り上がりを感じたら、ガーゼ磨きを始める

この時期に注意すべき症状には以下のものがあります。

◇先天歯・新生児歯

生まれたときにすでに歯が生えていたり（先天歯）、生後まもなく歯が生え始めること（新生児歯）があります。下の前歯に見られますが、そのために哺乳の邪魔になったり、上顎の歯ぐきを傷つけたりすることがあります。

◇リガフェーデ病

赤ちゃんがミルクを飲むときに、先天歯や新生児歯で舌の裏を傷つけてしまい、表面が白っぽくて硬くしこりを作ることがあります。これを「リガフェーデ病」といいます。

◇上皮真珠

生後2〜3ヵ月ころに、歯ぐきに黄色みがかった白い半球状の粒が見られることがあります。これを「上皮真珠」といいます。

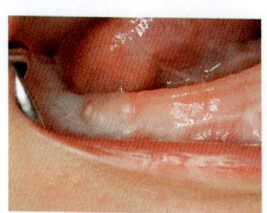

図❶　上皮真珠

Q. 先天歯・新生児歯が生えてきたらどうすればよいの？
A. ひどいときには歯を抜くことがあります。抜いた場所は永久歯が生えてくるまで隙間が開くことになります。

出生～6ヵ月

◇哺乳障害
①低体重児（未熟児）のため
②舌小帯が短い：舌の前後運動が機能的でないため
③口唇裂・口蓋裂児：のどの機能障害があるため
④顔、唇、舌の運動神経麻痺があるため
⑤母親の飲ませ方が上手でないため
⑥乳首が凹んでいたり飲みにくい形のため

◇口唇裂・口蓋裂
　口唇裂：一般に上唇に切れ目ができた状態で生まれてくる病気
　口蓋裂：口の中と鼻の中を隔てている口蓋（上顎の歯列の内側の部分）に切れ目を生じて生まれてくる病気

Q. 上皮真珠ができたらどうすればよいの？
A. 自然になくなりますので、気にしなくても大丈夫です。

Q. 口唇・口蓋裂の原因は何？
A. 遺伝的要因の関与が高いことも否定されていません。環境的な要因と遺伝的要因が相互に作用して引き起こすのではないかと考えられています。治療法としては外科手術が必要になります。

Q. 哺乳障害のある場合、人工乳でも大丈夫ですか？
A. 近年、人工乳は改良され、母乳にひけをとらなくなってきました。しかし、飲むたびに調合するので、不衛生にならないようにしなければなりません。また、人工乳の場合、父親でも赤ちゃんに与えられるので、父親ともコミュニケーションをとることができるなどの長所もあります。

memo　母乳と赤ちゃんの健康

母乳哺育：母乳には感染性の病気を予防する成分が含まれ、その成分は赤ちゃんの成長に適しています。また、母子相互の心理的効果があるなど、母乳にはたくさんの長所があります。しかし、最近では幼児虐待（ネグレクト）の問題があります。テレビを観ながら、また携帯電話を操作しながら母乳を与える母親が多いようです。母乳を与える場合には、静かで落ち着いた環境で赤ちゃんの顔を見ながら与える必要があります。この時期から母子のコミュニケーションづくりが始まっているのです。

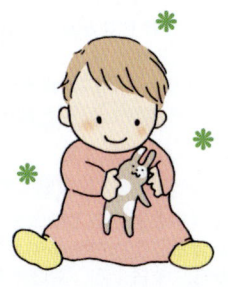

6ヵ月〜1歳6ヵ月

　はいはいをしていたのが、立って歩き出す、というような成長がみられます。同時に喃語ではなく、意味のある言葉を発するようになり、感情も豊かになってきます。乳歯も生えてくる時期です（乳歯の萌出時期はp.244参照）。

口腔内の状態

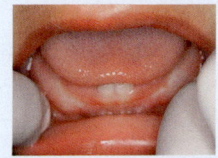 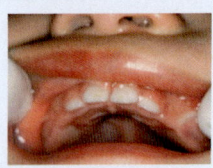

咀嚼能力の特徴

- 7〜8ヵ月（離乳中期）もぐもぐ　舌食べ期
- 9〜11ヵ月（同、後期）かみかみ　歯ぐき食べ期

身体運動

- 6〜9ヵ月　はいはいをする
- 12〜15ヵ月
  歩行開始。コップの取っ手を持って飲んだり、スプーンを持って食べる

言葉・認識・情緒

要求があるときは声を出して大人の注意をひく。自分の名前を理解し、呼ばれたらそのほうを見たり、声を出す。自分の思いどおりにならないと、だだをこねる

対応時のポイント

目線を合わせながら、やさしく声かけをし、見慣れた関係をつくっていく
＊1歳6ヵ月健診→p.26参照

口腔内に起こる病気

エプーリス / 癒合歯

家庭での口腔内の手入れ

生後半年を過ぎると模倣をいかして歯ブラシや歯磨きに興味をもたせる。上の前歯が生えてきて、歯ブラシの感触にも慣れてきたら、1日1回、歯磨きをする習慣をつける

◇エプーリス

　「エプーリス」とは、歯ぐきにできる球形あるいは円形の良性の腫瘤のことをいいます。一般的には、成人女性に多くみられますが、まれに生まれたときにできているものや、小さな子どもにみられることがあります。

◇癒合歯

　乳幼児期の前歯には、癒合歯と呼ばれる2本の歯がくっついて1本の歯のようになっているものがみられます。癒合していると、下にある永久歯の生える方向が曲がったり、ときには生えきれないこともあります。このため、適切な時期に抜歯が必要になります。

☞注意：乳歯に癒合歯があると、その下に永久歯がないことも多いので、あらかじめX線写真で確認するとよいでしょう。

> **Q. エプーリスができたときの治療法は？**
> A. 治療方法としては、手術をして取り除きます。
>
> **Q. エプーリスができやすい部位は？**
> A. 上顎の前歯に多くみられます。
>
> **Q. 歯が生える時期は？**
> A. 最初に生える歯は下の前歯で、平均すると男児で8ヵ月、女児で9ヵ月頃です。これはあくまで平均で個人差があります。
>
> **Q. なかなか歯が生えてきませんが、大丈夫でしょうか？**
> A. 1歳3ヵ月頃になっても歯が生えてこないようなら、歯科医院でX線写真を撮ってもらいましょう。

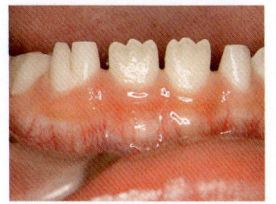

図❶　癒合歯

6ヵ月～1歳6ヵ月

◇歯磨き開始の時期

　生後6ヵ月を過ぎて乳歯が生え始めると歯磨きが必要です。しかし、なかなかきちんと磨かせてくれないのが普通です。嫌がるからといって、おさえつけて磨くなどの無理はやめましょう。この時期の歯磨きは遊び程度のもので大丈夫です。この時期では、歯磨きを日常の生活習慣のなかに入れることを目標にしてあげてください。

　赤ちゃんの機嫌のよいとき、眠くないときに磨いてあげましょう。

　母親または保護者の膝の上に寝かせて磨いてあげてください。歯ブラシは小さめのものを選び、磨き方は、軽い力で歯面をこするようにします。歯磨剤はつけずに歯磨きをしてください。楽しく、優しく、赤ちゃんとのスキンシップのつもりで磨きましょう。

☞注意：この時期は何でも口に入れたがるので、歯ブラシでのどを突いたりする事故が多い年齢です。また、歯ブラシを口の中に入れたまま転倒することもあり危険ですので、子どもの行動に十分気をつけてください。

◇離乳食の開始（p.20、242参照）

［離乳食を始める目的］
①母乳やミルク以外の食べ物を口に入れてその感覚を知る
②口の外から入る食べ物の摂り方を知る
③食べ物に反応して唇や舌、下顎を動かす感覚を覚える
④食べることの楽しさや食べ物への興味を感じる

> **Q. う蝕になりやすい場所は？**
> A. この頃は、上下の前歯の歯と歯の間や、歯と歯ぐきの境目（歯頸部）がう蝕になりやすくなります。この時期のう蝕は歯磨きより食生活との関連が深いことが知られています。

⑤バランスのとれた栄養をとる
⑥口や顎の上手な動きを覚える
[食べさせ方のポイント]
①唇の動きに注目:上唇を使って「アム」と口の中に取り込むことを覚えさせることが大切です。
②スプーンは入れすぎない:食べ物をのせたスプーンの先を口の中に半分入れて、赤ちゃんが自分でとるのを待ちます。
③遊びながら覚える:離乳食を進めていくと赤ちゃんの口にさまざまな動きが出てきます。これらはすべて感覚遊びであり、それを学習して機能につなげます。
④食べる姿勢にも注意:正面を向いたまっすぐの姿勢が、食べるときの左右の筋のバランスのとれた感覚を脳に伝えます。

Q. 離乳食はいつ頃から始めればよいでしょうか?
A. 早いほうがよいというわけではありません。平均的には生後5ヵ月前後の体調のよいときからです。

Q. 何からどのくらい始めればよいでしょうか?
A. 最初は刺激の少ない冷ましたおかゆから開始し、卵や魚のタンパク質は離乳食に慣れてからにします。1日1回から、まず1さじを口から食べる練習をします。

Q. 乳酸菌飲料はう蝕を作りやすいというのは本当でしょうか?
A. 乳酸菌飲料は約1%の乳酸と多量の糖分を含んだ清涼飲料水の一種です。当然、う蝕の大きな原因となります。

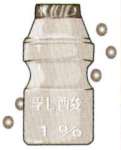

◇指しゃぶり

　子どもの指しゃぶりは年齢によって意味が異なります。3歳までは気にすることはありませんが、4、5歳から小学生になっての指しゃぶりになると、単なる癖だけでなく心理的な問題などが関係することもあり、放置しておくと、咬み合わせに影響が出てくることがあります。

[指しゃぶりの影響]
①歯並び：上の前歯が前方に出る（開咬）、上顎前突になる。
②咬み合わせ：上下の前歯が嚙み合わなくなり、前歯で食べ物を嚙み切るという感覚を覚えにくくなる。
③発音：サ行、タ行、チャ行、シャ行が不明瞭になりやすくなる。
④唇：唇が閉じにくくなる。

　指しゃぶりをやめさせるためには、精神的、肉体的にバランスのとれた発達を手助けすることが大切です。家族そろっての時間を大切にし、お子さんを信頼して見守ってあげる態度が必要です。一緒に添い寝してあげて、指が口にいくようなら、指をのけてあげたり、「お友だちは指しゃぶりをやめたよ」と声かけしてみるなど、両親の接し方にも工夫を加えてください。

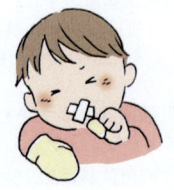

■指しゃぶりをやめさせる工夫。指カバーをつける、寝るときに手に靴下を履かす、など

Q. 小学生ぐらいになっても指しゃぶりがやめられないのはなぜでしょうか？

A. 原因は心の問題です。家庭や学校といった生活環境に順応できなかったり、人との関係や自分の行動に自信がもてないため、孤独感を感じているのかもしれません。また、家庭環境の問題もあります。両親が過保護だったり、溺愛性が強かったり、逆に厳しすぎてもこのような反応が子どもにみられます。

memo　スポーツドリンクとう蝕

　スポーツドリンクはスポーツをして汗をかいた後に水分を早く補ってくれますが、糖分の補給のためにブドウ糖などもたくさん加えられています。そのうえpHが4程度と低いため（pH5.5以下で歯が溶け始めます）、う蝕をつくりやすいのです。ですが、スポーツドリンクは健康飲料というイメージが強く、ジュースを飲むよりはいいのでは、と日常的に飲ませていることがあります。だらだら飲ませていると当然う蝕の原因になります。

離乳食の進め方

ゴックン期（離乳食初期）
①時期：5～6ヵ月
②離乳食の硬さ：ドロドロしたポタージュ状のものから始める。慣れたらドロドロ状からベタベタ状に進める。
③与え方：赤ちゃんの口に食べ物を入れるのではなく、自分の唇で取らせるようにする。

☞ポイント
・授乳直前に1日1回
・食べた後は、母乳またはミルクを欲しがるだけ与える
・味付けはしないで自然の味を大切に

モグモグ期（離乳食中期）
①時期：7～8ヵ月
②離乳食の硬さ：ベタベタ状から軟らかく煮て、「あらみじん」や「あらつぶし」へと進み、形を大きくしていく。
③食べ方：唇を閉じて、「もぐもぐ」ができます。

☞ポイント
・1日1回食から2回食へ
・食べられるものも増えるので、栄養バランスに気をつけて食品の種類を増やしていく

カミカミ期（離乳食後期～完了期）
①時期：9～15ヵ月
②離乳食の硬さ：歯ぐきでつぶせる硬さと持って食べられる大きさ。
③食べ方：12ヵ月ごろには、形のあるものでも軟らかければ大人と同じような動きで食べます。

☞ポイント
・1日3回食に（朝昼夕、家族と同じ時間帯に）
・栄養源はお乳から食事へ移るので、バランスのとれた食事をこころがける
・食材の硬さや大きさに変化をつけてみる

* nadeshiko's COLUMN *

表❶ 離乳食の進め方。個人差があるので赤ちゃんの様子をみながら与えていく（http://www.rinyushoku.com/ より引用改変）

	区分	離乳食初期	離乳食中期	離乳食後期	離乳食完了期
	月齢	5～6ヵ月	7～8ヵ月	9～11ヵ月	12～15ヵ月
回数	離乳食	1→2	2	3	3
	母乳やミルク	4→3	3	2	ミルクを1日300～400mL
	調理形態	ドロドロ、ベタベタ状	舌でつぶせる硬さ	歯ぐきでつぶせる硬さ	歯ぐきで噛める固さ
離乳食一回当たりの量	穀類	つぶしがゆ 30g→40g	全がゆ 50g→80g	全がゆ 90g→100g→軟飯	軟飯 90g→ご飯 80g
	卵	卵黄 2/3個以下	卵黄 1個→全卵 1/2個	全卵 1/2個	全卵 1/2個→2/3個
	豆腐	25g	40g→50g	50g	50g→55g
	乳製品	55g	85g→100g	100g	100g→120g
	魚	5g→10g 白身魚のみ	13g→15g 赤身魚も OK	15g	15g→18g
	肉	−	10g→15g	18g	18g→20g
	野菜・果物	10g→20g	25g	30g→40g	40g→50g
	調理用油脂類・砂糖	各0→1g	各2→2.5g	各3g	各4g

1歳6ヵ月〜3歳

運動量が増えて起きている時間が長くなってきます。食事も一人で食べられるようになり、3歳に近づくにつれ、自己主張をするようになります。

口腔内の状態

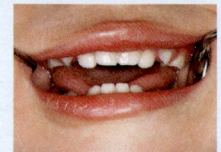 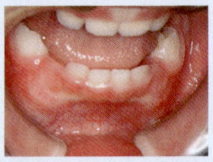

咀嚼能力の特徴

- 1〜3年（完成期）　かちかち歯食べ期

身体運動

- 18〜24ヵ月　手を引くと階段を上る
  鉛筆、クレヨンを持ってめちゃめちゃ書きをする
- 24〜30ヵ月
  両足でピョンピョンその場跳びをする・箸を使って食べる
- 30〜36ヵ月
  ボタンを外したり、スナップをとめたりする
  つま先歩きをする

言葉・認識・情緒

ままごとをする。1歳後半から2語文を言う。2歳前半で3語文が言える。「私」の観念が増してくる

対応時のポイント

母親と離れることに不安やおそれをいだきやすい。注意の集中時間が非常に短く、治療時間は10〜15分以内で行う
＊3歳児健診→p.34参照

口腔内に起こる病気

上唇小帯、舌小帯の付着異常/基底棘

家庭での口腔内の手入れ

第1乳臼歯が萌出すると、噛む面の溝に食べカスや歯垢がたまりやすく、歯ブラシを使った掃除が必要になってくる。ここでミュータンス菌がぐっと増える

◇上唇小帯の異常

　上唇小帯が問題になるのは、前歯が乳歯から永久歯へ生え替わるときで、中切歯の間から歯の裏側の切歯乳頭の部分にまで伸びている場合には、手術をすることがあります。

◇舌小帯の異常

　舌小帯が短い場合は、舌を前方に突出させると、舌の先端が小帯によって引っ張られてハート型に陥凹します。

☞注意：上唇小帯や舌小帯は、転んで口をぶつけたり、おもちゃを口に入れて遊んでいるときに傷をつけやすく、出血の原因にもなりやすいところです。上唇小帯は歯を磨いてあげるときに歯ブラシの毛先が当たりやすいので注意してください。

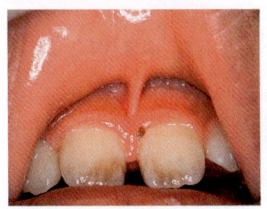

図❶　上唇小帯の異常

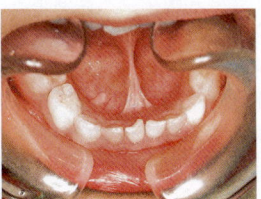

図❷　舌小帯の異常

Q. 上唇小帯が付着しているとどうなりますか？
A. 1|1 の間に隙間ができ正常な位置に並ばないことがあります。

Q. 手術はいつ頃行えばよいでしょうか？
A. 通常は明らかな障害がない限り経過観察をします。症状の安定した 10 歳前後が手術時期の標準とされています。

Q. 舌小帯が付着しているとどうなりますか？
A. 舌小帯に強い異常があると、発音や飲み込みに問題をもつことがあります。

1歳6ヵ月～3歳

◊基底棘

上顎前歯の内側に角のようにとがった突起があることがあります。これは「基底棘」と呼ばれ、細くなった先まで歯の神経が入り込んでいることが多いため、食べ物を噛むときに誤って折れてしまうと、抜歯しなければならないこともあります。

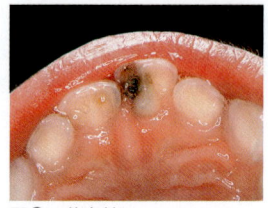
図❸　基底棘

◊発育空隙

幼児期の歯並びには、しばしば隙間がみられます。発育空隙は、小さな乳歯から大きな永久歯との交換のときの調整に利用されます。

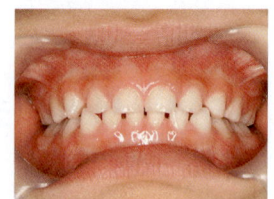
図❹　発育空隙

＊発育空隙がないと、永久歯の前歯の生え方にかなりの異常を引き起こすことがあります。

Q. 基底棘は放っておいて大丈夫ですか？
A. 折れやすいため、簡単に折れないように周囲を歯科材料で補強し、期間をおいて少しずつ削っていきながら、先の部分の神経が象牙質で自然にふさがれるのを待ちます。

Q. 隙間があっても大丈夫ですか？
A. 乳歯の歯並びでは隙間があっても正常です。永久歯に生え替わって隙間はなくなります。

◇哺乳ビンう蝕

　子どもを寝かしつけるために哺乳ビンにミルクや乳酸菌飲料を入れて毎晩飲ませると、上の前歯を中心にひどいう蝕ができてしまいます。これを哺乳ビンう蝕（ボトルカリエス）といいます。原因は、おもに乳酸菌飲料やスポーツドリンクに含まれる多量の砂糖です。寝ながら飲むことによって、生えて間もない弱い歯のまわりに砂糖がたまってしまい、寝ている間にう蝕になってしまいます。

　また、寝ている間は唾液もあまり出ないので歯が砂糖づけになってしまうのです。

　哺乳ビンだけでなく断乳時期をすぎても寝かせながら母乳をあげていると同じようにう蝕ができてしまいます。

[う蝕になりやすい部位]

　この頃は乳臼歯の咬合面がう蝕になりやすくなります。う蝕になったり、う蝕で歯を抜くようになると咀嚼力は著しく減少します。また、乳歯がう蝕になったり、歯根の先が病気になると、エナメル質や象牙質の形成が不完全な永久歯が生えてきます。

　う蝕予防に対しては、シーラントやフッ素塗布（p.42参照）という手段があります。

[定期健診をすすめましょう]

　1歳6ヵ月から2歳6ヵ月すぎにかけてはう蝕予防がとくに欠かせません。乳幼児期のう蝕は大人のう蝕に比べて進行が早いため、う蝕がないときからう蝕にならないように受診しておくことが大切です。

> **Q. 哺乳ビンう蝕になってしまったら？**
> A. 寝ながら飲ませたり、泣けば飲ませるという習慣を考え直し、すぐにやめることが必要です（断乳）。そのまま哺乳ビンを使いつづけると、数ヵ月でう蝕が広がり、神経まで達するほど重症になります。きれいな口で寝かせるようにしましょう。

1歳6ヵ月健診

◇1歳6ヵ月健診とは？

1歳6ヵ月になると、乳歯も8本から10本生えてきているのが普通ですが、保健所で歯科医師による子どもの歯の健診を受けることができます。

母子保護法という法律で1歳6ヵ月健康診査が定められており、これに伴うものです。子どもの体の成長と心の発達をチェックして、もし問題があれば早めに指導し対応することが目的です。

[母子健康手帳の記入]

母子手帳には、歯の異常がどの歯にみられるかの印を記入するようになっています。う蝕だけでなく、歯の形、生え方、歯ぐきの異常、咬み合わせなどで気づいたことを記入して、健診のとき質問しましょう。

[1歳6ヵ月児の歯の検査]

歯科医師は次のことをチェックします。
①現在生えている乳歯の種類と数
②う蝕の有無と治療の必要性の判断
③歯の汚れや歯ぐきの状態
④咬み合わせの状態
⑤必要に応じて日常生活や食生活について適切な指導を行う

[保健指導]

3回の食事と睡眠、運動（遊び）などを含めた生活リズムをつくっていく時期であり、間食や甘味飲料のとりすぎや就寝前の飲食など習慣に気をつけます。哺乳ビンはもう卒業させましょう。

[ブラッシング指導]

1日1回はきちんと磨く習慣をつけます。必ず保護者

が仕上げ磨きをしてあげることが必要だということを説明します。歯ブラシはヘッドが小さめで毛先も短めのものを選び、鉛筆をもつように、または指先で把持して毛先を歯の表面にきちんと当て、軽い力で細かく磨きます。

Q. 嫌がって磨かせてくれません。無理に磨いてもよいのでしょうか?
A. 子どもの機嫌がよいときを選んで磨くようにしましょう。多少嫌がっても磨いてください。磨かけた場合は、しっかり誉めてあげることが大切です。
＊歯ブラシを口にくわえたまま、立ったり歩き出したりすると、まだ転びやすい時期ですので事故につながりかねません。歩き出そうとしたら歯ブラシを取り上げたほうが無難です。

Q. どのように断乳をしていけばよいでしょうか?
A. 断乳しようと決めたら、2〜3日、寝る前や夜間の授乳だけにして、そのあとは父親に寝かしつけてもらうなども効果的です。

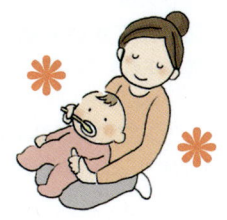

3歳～6歳

　保育園や幼稚園に行き始め、遊びも複雑になってきます。目標を達成するために計画を立てることもできるようになり、遊びをとおして成長していく時期です。

口腔内の状態

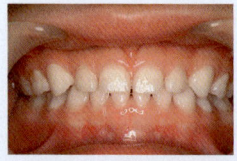 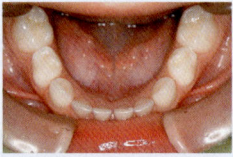

身体運動

三輪車や遊具で遊べるようになり、外の遊びが盛んになる。食事、着脱衣、排泄などの生活行動が自立する

言葉・認識・情緒

ことばでやりとりが長い時間できるようになる。自分の気持ちや考えなどを具体的に伝えられる。ことばの数や種類が増える

対応時のポイント

・慣れれば1人で治療ができる年齢になってくる。強引に治療せず、遊びながら発達を観察する
・治療時間は15～30分以内で行う。長くなると飽きたり、次回、拒否的態度を示すことがある

口腔内に起こる病気

過剰歯 / 先天性欠如歯

家庭での口腔内の手入れ

隣接面のう蝕に注意する。デンタルフロスなどの補助用具が効果的

生活のサイクル

4歳まで保育所で、5、6歳から幼稚園へ入る（地域や施設によって異なる）

◇**先天性欠如歯**

乳歯は上下合わせると 20 本ありますが、生まれつき歯の数が不足していることがあります。このような不足している歯は「先天性欠如歯」と呼ばれ、1〜2歳から数歯、ときにはまったく歯がない場合もあります。

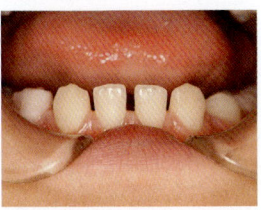
図❶ 先天性欠如歯

乳歯に先天性欠如歯がある場合は、高い頻度でその下の永久歯も欠如しています。歯科医院にてX線写真を撮影して確認してもらいましょう。

◇**過剰歯**

必要のない余分な歯で、ほとんどが上の前歯の顎の中にできます。正常な歯と同じように生えてくる場合と、反対方向にある場合があります。

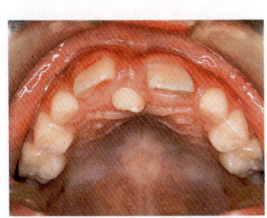
図❷ 過剰歯

Q. **先天性欠如歯がもっともよくみられる部位は？**
A. 上下の歯並びの中央から2番目の前歯です（乳側切歯）。

Q. **まったく歯がない場合はどのようなことが原因ですか？**
A. 歯胚や顎骨の形成、発育に異常を引き起こす全身的な疾患が疑われます。

Q. **過剰歯がある場合、どうすればよいでしょうか？**
A. ほとんどの場合は、抜きます。抜かずにそのままにしておくと、過剰歯のまわりの骨を溶かして膿の袋を作ることがあるため、事前に取ってしまったほうが安心だからです。

Q. **手術の時期は？**
A. 過剰歯がある位置やお子さんの年齢によって異なります。

3歳～6歳

◇おやつの与え方

動きが活発になると、それだけエネルギーを消費します。3回の食事だけでは足りなくなり、間食が必要です。ですが、間食は「甘食」ではありません。おやつはもう1回の食事と考えてください。

味覚形成のうえからも大切な時期です。甘い味に慣れさせてしまうとそればかり欲しがるようになり、そのほかのいろいろな味覚が育ちにくくなります。

☞注意：ガムやあめ玉など、ふとした拍子に吸い込んでのどに詰まらせ呼吸ができなくなる事故が多い年齢です。事故の原因になる食べ物にも注意してください。

◇う蝕のプロセス

う蝕はいくつかの要因が重なって生じる病気です。歯の質、ばい菌、食べ物（とくに砂糖）の3条件が重なると、う蝕が発生します。

歯の表面のエナメル質はある程度の強さの酸にさらされると溶け始めます。この状態が続くと歯垢の中の酸はエナメル質に穴を開け始めます。

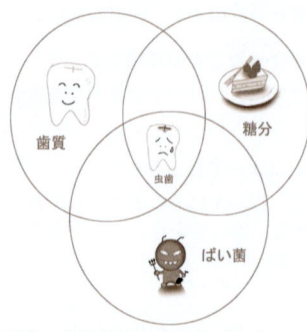

図❸ う蝕発生の3条件（カイスの3つの輪）

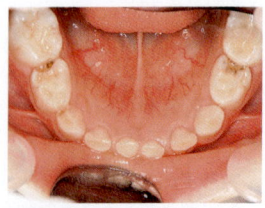

図❹ 臼歯部の隣接面がう蝕になっている

[ブラッシング指導]

　短い時間で終わり、奥歯まで容易に届くようにブラシの毛はやや硬めで短いものがよいでしょう。植毛部の長さは指が2本分くらいで柄の部分は持ちやすいやや広めのものをすすめましょう。

　実質的なプラーク除去は、「仕上げ磨き」として母親や保護者が行うべき時期であることを必ず説明します。また、歯と歯の間はデンタルフロスなどの補助用具を効果的に使用するように指導します。

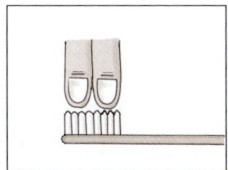

図❺　歯ブラシは指2本分がベスト

[う蝕になりやすい部位]

　この時期は、歯と歯の間がう蝕になりやすい時期です。歯と歯の隙間の部分（歯間部）は歯ブラシだけでは完全にきれいにすることはできません。そこで、歯と歯の隙間をきれいにする別の方法として、デンタルフロスと歯間ブラシを利用する方法があります。空隙の広さに合わせて選択してください。

Q. おやつはどのように与えればよいでしょうか？
A. おやつの与え方として次の3原則を守るとよいでしょう。
①時間を決めて与える
②組み合わせを工夫する
③ダラダラ与えない

Q. おやつには何がいい？
A. 甘いものだけがおやつではありません！　リンゴを皮ごと食べさせたり、にんじん、きゅうり、セロリなどの野菜スティック、またはおにぎりなどを与えましょう。

3歳～6歳

[補助用具・歯磨剤・フッ化物などの使い方]

デンタルフロスは、歯間部を清掃するための専用の糸で、通常は専用のカッター付き容器入りで売られています。はじめからフロスがホルダーについているものもあり、こちらのほうが慣れるまでは使いやすいと思います。

①デンタルフロスの使用方法

使用するときは約30cmくらいに切り、両手の人差し指か中指に巻きつけて使います。

フロスを歯間部に挿入するときは、押し込むのではなく横に滑らせるようにして挿入します。歯間部に入れたら、フロスを両側の歯面に交互にそわせてかきあげ、歯間部を清掃します（動かし方はBも同じ）。

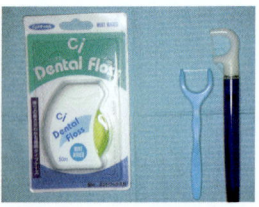

図❻　デンタルフロス

②歯磨剤

現在、いろいろな製品が出ていますが、乳歯に使う場合には、香料の刺激が少なく、フッ素の入った歯磨剤を使ってください。また、1回に使用する量については、できるだけ少なめにすべきです。あまり多くつけすぎると、口腔内がすぐに泡でいっぱいになってしまい、十分にブラッシングをしないうちにうがいをしなくてはならなくなるからです。

Q. 幼児の歯をきれいに保つにはどうすればよいでしょうか？

A. 幼児の歯をきれいに保つのは母親、あるいは保護者の役目です。この時期は、子どもが自分で歯磨きをしても十分きれいにすることはできません。子どもの歯磨きは生活の習慣づけと割り切り、実質的なプラーク除去は、「仕上げ磨き」として母親、保護者が行わなければなりません。

Q. デンタルフロスは容器に入ったものとホルダータイプのどちらがよいでしょうか？

A. 仕上げ磨きをしてあげる保護者がやりやすいほうをすすめます。できれば、一度使用してもらい、使いやすいほうを購入してもらうとよいでしょう。

Q. フッ素入り歯磨剤の効果はあるものでしょうか？

A. フッ素のう蝕予防効果はたいへん高いものがあります。これは世界各国で行われた多くの研究結果でも明らかです。フッ素入りの歯磨剤には国で決められた量以下のフッ素が含まれていて、う蝕予防に有効であるといわれています。

memo　母子分離

3歳を過ぎた子どもは、いつもと違う環境に適応できる能力が少しずつ身についてきます。母親や保護者が一緒にいることで、あまえて口が開けられないことがあります。最初は一緒にいてあげて、途中から離れたりしながら少しずつ母子分離を完成していきましょう。無理な母子分離はかえって害になることもありますので、様子をみながら行うようにします。

3歳児健診

◇3歳児健診とは?

3歳になると、通常は20本すべての乳歯が生え終わって咬み合わせもできあがる時期です。また、口の健康を保持増進するための生活習慣をつくるうえでもきわめて重要な時期です。ちょうどこのときも1歳6ヵ月健診と同様に歯の検査を受けることが定められています。

[3歳児健診の歯の検査]
①歯ブラシ習慣等に関する一般的事項の検査
②う蝕の有無
③不正咬合
④口腔軟組織の疾患
⑤ その他の歯と口腔の疾病異常

[保健指導]

歯と口をきれいに保つ習慣を確実に身につけさせましょう。しかし、この時期はまだ自分だけでは口の中をきれいに保つことはできないので、保護者の仕上げ磨きは欠かせません。保護者が幼児の口の中の状態を絶えず注意する習慣をつくりましょう。栄養については具体的な注意を払うように指導します。

間食を与える場合には、時間を決めて適切に与えるように指導します。また、定期的に歯科医師の健診および指導を受ける習慣をつけるよう指導しましょう。

Q. 子どもが自分で磨いているので親の仕上げ磨きはなくても大丈夫でしょうか?
A. 子ども自身が磨いてもプラークは残っていますので、必ず仕上げ磨きは必要です。この頃にう蝕を作ってしまうと、永久歯に問題が起きることもありますので、注意が必要です。

6歳〜12歳

　小学校に入る年齢になると、生活に必要なことを学び始め社会性も出てきます。運動機能、知的発達が著しい時期です。

口腔内の状態

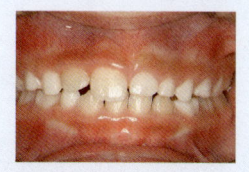

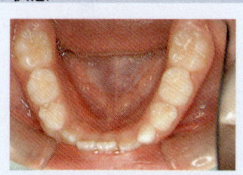

身体運動
学校生活で、スポーツが盛んになり、運動機能の発達が著しい。日常生活行動が自立する

言葉・認識・情緒
知的発達が著しく、記憶力も高まる。学校での集団生活により社会性が発達する

対応時のポイント
歯や口の働きや口腔ケアの必要性などを体験させると有効（染め出し）

口腔内に起こる病気
歯肉炎（萌出性歯肉炎、不潔性歯肉炎）/ 中心結節

家庭での口腔内の手入れ
6歳臼歯がう蝕になりやすい

生活のサイクル
6歳から小学校に入学

6歳〜12歳

◇歯肉炎

歯肉が赤く腫れて食事や歯磨きのときに血が出やすくなります。

[萌出性歯肉炎]

前歯が生え替わったり、6歳臼歯が生えるときに起こる歯肉炎のことです。一時的なもので歯が顔を出してくると自然に治るため心配はありません。

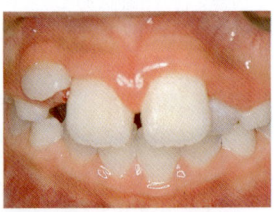

図❶　萌出性歯肉炎

[不潔性歯肉炎]

歯磨きが不十分でたまった汚れが原因です。歯の周囲のプラークを歯ブラシで取り除くことで、簡単に治りますが、出血がこわくて歯ブラシを当てにくく、再発しやすいものです。

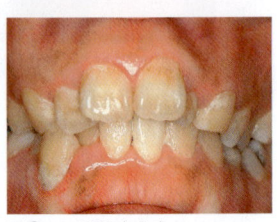

図❷　不潔性歯肉炎

☞注意：不潔性歯肉炎の場合、歯磨きが不十分で歯にプラークが残っている部分が炎症を起こしています。磨き残しがどこにあるのかを子ども自身に把握させる必要があります。このときのブラッシング指導には、染め出しが効果的です。

Q. 歯肉炎はどこを見ればわかりますか？

A. 歯肉が充血し、赤褐色や濃赤色となります。とくに歯間乳頭部が腫れてきます。指で触ってみるとぶよぶよしていて出血する場合もあります。

Q. 歯肉炎の部位を磨くと痛がって歯磨きを嫌がるのですが、どうすればよいですか？

A. はじめは軟らかめの歯ブラシで少しずつ磨いてあげましょう。また、炎症がひどい場合には、うがい薬などを綿棒につけてこすると効果的です。

◇中心結節

　中心結節とは、犬歯、小臼歯、大臼歯の咬合面中央部に出現する円錐状あるいは棒状の過剰結節のことです。突起には、細くなった先まで歯の神経が入りこんでいることが多いため、食べ物を嚙むときに誤って折れてしまうと、神経をとらなければならないこともあります。

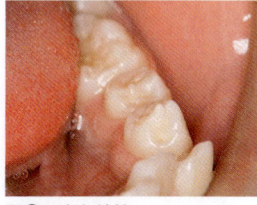

図❸　中心結節

Q. 中心結節はそのままにしておいても大丈夫ですか？
A. 折れやすいために、周囲を歯科材料で補強し、定期健診ごとに様子をみていきましょう。

[う蝕になりやすい部位]

　この時期は第１大臼歯（６歳臼歯）がもっともう蝕になりやすい時期です。その理由は、第１大臼歯が、乳歯が交換する時期に生えてくる歯で、生えてきていることに気づきにくく、うっかり不潔にしやすい傾向があるからです。また、生え揃うまでに１〜１年半もかかり、顎が成長していない狭い奥に生えるために、歯ブラシが届きにくく、磨きにくい位置にあります。そして、嚙む面の溝が深く、複雑な形の溝なので汚れがたまりやすくう蝕になりやすいのです。

☞注意：６歳頃の幼児は自己管理の能力は未発達で、自分で自分の歯を守る力はまだありません。そのため、必ず保護者の仕上げ磨きが大切です。

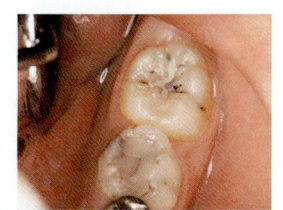

図❹　う蝕になりやすい部位

6歳〜12歳

❖予防充填材（フィッシャーシーラント）
　6歳臼歯の咬合面が萌出し始めたら、フッ素入りのセメントを溝に擦り込み、溝の中が汚れるのを防ぎます。完全に萌出した後、セメントを外して樹脂に置き換え、溝をシールします。
☞注意：失敗例：唾液が入ってしまうと、一部シーラントが取れてしまうので、シーラントを行うときには、しっかり防湿を行いましょう。

❖6歳臼歯のブラッシング
　小さめの歯ブラシを横から入れて6歳臼歯の咬み合わせの面だけを選んで磨きます。歯ブラシの毛先を歯にきちんと当て、小さく前後に動かします。少し長めに丁寧に磨きましょう。

図❺　6歳臼歯

☞注意：6歳臼歯のう蝕は見た目には小さなう蝕でも、中は深くて大きく広がっていることが少なくありません。急いで受診しましょう。

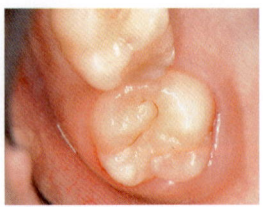

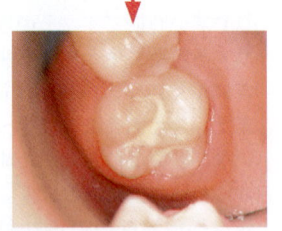

図❻　シーラントをしたところ

Q. 家庭で行ううう蝕予防にはどのようなことがありますか？
A. 以下のことを心がけます。
①歯をいつもきれいな状態に保つ　②砂糖を含んだ飲食物の摂り方に注意する　③食べ物の好き嫌いをなくす　④よい生活習慣を身につける　⑤フッ化物の日常使用

12歳〜

　生理機能、生殖機能が成熟し、心身ともに子どもから大人に変化する時期です。成人と同様の理解力をもつので、健康の大切さを説いていきます。

口腔内の状態

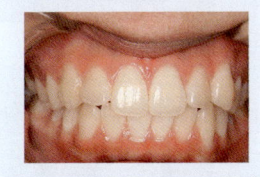

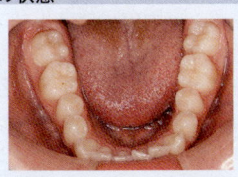

身体運動
思春期に入り、男女の性差が顕著になる。身体、体重の増加が著しく、大人に近い体型となる

言葉・認識・情緒
客観的、理論的な考え方ができるようになる。親より友人との関係が深まりやすい

対応時のポイント
口腔機能の維持や全身の健康につながることを理解させ、セルフケアの自立をはかる

口腔内に起こる病気
思春期性歯肉炎 / 顎関節症 / 口内炎

家庭での口腔内の手入れ
う蝕の予防について
フッ化物の応用

生活のサイクル
小学校を卒業し中学校に入学する

12歳～

◆思春期性歯肉炎

歯の周りの歯ぐきが膨れて、腫れや発赤などの炎症がみられます。歯磨きで簡単に出血します。思春期にみられる特徴のある歯肉炎です（図❶）。

☞注意：市販のデンタルリンスで歯垢の形成を抑える作用をもつものを使うと効果的です（図❷）。例：0.1％クロルヘキシジン、トリクロサン塩化セチルピリジウムなどの成分が入ったもの。

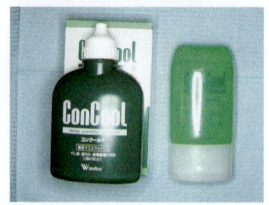

図❶　思春期性歯肉炎

図❷　コンクール® とコンクールジェルコートF®

◆顎関節症

顎の関節や筋、神経の機能障害です。思春期以降に発症すると考えられてきましたが、最近の調査では、すでに症状をもっている学童も少なくないことがわかってきました。

症状は、顎の関節や顔面の痛み、口を開けるときの障害（口が開かない、垂直に開かない）、顎関節部の雑音（口を開けるとポキポキ音がする）などがあります。

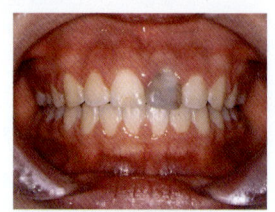

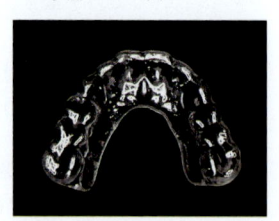

図❸　顎関節症に用いるスプリント

☞注意：家庭で気をつけることは、口を大きく開けない、硬いものやガムなどを噛まないようにすることです。

◆口内炎

口の粘膜や歯ぐきに円形の潰瘍ができて痛みます。食べられなくなることが多く、よだれも増えます。口内炎

には次のようにいろいろなものがあります。
①アフタ性口内炎：舌や頬の内側、のどの上などが円形で白くえぐれ、周囲に赤い潰瘍ができる。
②ヘルペス性歯肉口内炎：ウイルスにより感染して38～40℃の高熱が続き、口の粘膜が赤くただれて痛くて食べられなくなる。
③カタル性口内炎：口の中全体が赤く腫れる。

❖う蝕予防

　う蝕は一度できてしまうと自然には治らない病気です。う蝕菌に壊された歯の色や形は自然に元に戻ることはありません。ですから、う蝕に対しては、「予防」がいちばん大切なのです。

　まず、大切なことは、う蝕は細菌の感染によって起こるということです。細菌には、ミュータンス菌や乳酸桿菌などがあります。そこで、う蝕の予防には次ページに述べる点が大切になってきます。

Q. 思春期性歯肉炎はどのようにすれば治りますか？
A. 歯垢を取り除き、いつも清潔にしておく必要があります。歯ぐきのマッサージも効果的です。また、食生活を規則正しくして、だらだら食べないようにしましょう。

Q. 顎関節症は治りますか？
A. ある程度進行すると根本的な治療は望めません。

Q. 顎関節症の治療法はあるのですか？
A. 初期の段階では薬物療法やプラスチック製の器具（スプリント）による治療が効果的です。

Q. 口内炎の治療法は？
A. 残念ながらすぐに治る薬はありませんが、塗り薬や、レーザーを用いて痛みを鈍くさせる方法もあります。

12歳〜

①細菌が歯の周囲につかないようにする：ブラッシング、デンタルフロスや歯間ブラシを用いる。
②細菌を殺すか、細菌の活動を抑える：殺菌成分入り洗口剤を用いたり、糖質制限（シュガーコントロール）を行う。
③細菌のつくる「酸」に抵抗できる歯の質をつくる：フッ化物を用いる。

[フッ化物の応用]

　フッ素はう蝕予防には大変有効な手段です。フッ化物塗布は、３〜６ヵ月ごとに塗布を受けると効果を高めます。通常、年１〜２回の塗布で予防効果が期待できます。しかし、カリエスリスクが高い子どもには３〜４回塗布します（225〜900ppm）。また、歯科医院ではフッ素のうがい薬も処方してもらえます。これは通常３歳以上でうがいのできる子どもに効果があります。

[フッ化物局所塗布（フルオールゼリー®・フローデンフォーム®）]

　フッ化物にはおもにゲル状、液状、泡状のものがあります。塗布の方法としては綿球法、トレー法、イオン導入法があります。

　フッ化物洗口剤にもいろいろな種類があります。無味のものや、甘酸っぱい味がついているものもあるので、お子さんの好みによって選ぶとよいでしょう。年齢によって洗口剤の分量が異なります。

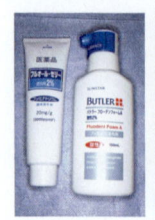

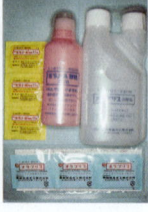

図❸　フッ化物（左）と、フッ化物の洗口剤（右）：ミラノール®とオラブリス®

Q. う蝕予防は大人の歯が生えてきてから行えばよいのでしょうか？

A. 乳歯のときからう蝕の予防が大切です。乳歯がう蝕になってしまうと、その後に続く永久歯にも影響が出るばかりか、子どもの将来の生活に大きな影響を与えることになります。

Q. 家庭でフッ化物入りの歯磨剤を使用している場合は、歯科医院でフッ化物塗布は必要ないですか？

A. 歯磨剤に含まれているフッ素の量は 1,000ppm 以下と定められています。歯科医院で使うフッ素の濃度は 2％ と濃度が高く、歯磨剤のフッ素とは作用機序が異なるため、歯磨剤を使用していてもフッ化物塗布をしておくと効果的です。

Q. フッ化物塗布は何歳からできますか？

A. 萌出時期との関係では乳歯列 1〜4 歳、永久歯 6〜14 歳頃がもっとも効果的です。

memo　効果的なフッ化物洗口のために

フッ化物洗口は毎日続けないと効果がありません。ですが、長く継続してもらうために、「週 5 回、洗口できていればよい」と声かけするとよいでしょう（毎日法）。
フッ化物洗口は 30〜60 分間、洗口後の飲食は禁止です。毎日法に用いる市販の洗口剤にはミラノール®、オラブリス® があります（フッ化物イオン濃度 250ppm）。

・毎日法（5〜7 回 / 週）　0.05％　225ppm
・週 1 回法　0.2％　900ppm

歯列不正について

開咬

前歯の上下に隙間がある

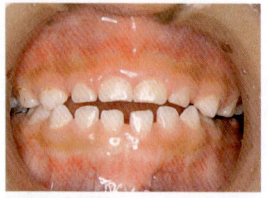

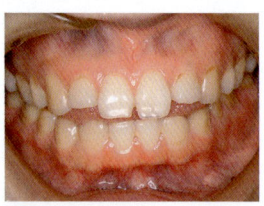

図❶　乳歯列

図❷　永久歯列

上顎前突

上の前歯が出ている

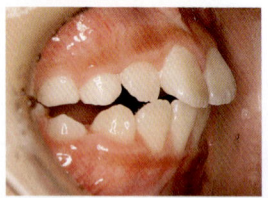

図❸　乳歯列（混合歯列期）

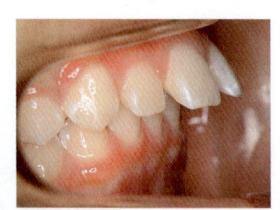

図❹　永久歯列

反対咬合

咬み合わせが上下逆

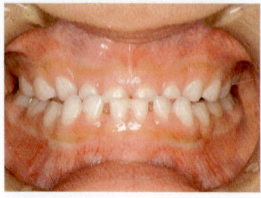

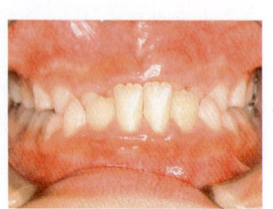

図❺　乳歯列

図❻　永久歯列（混合歯列期）

* nadeshiko's COLUMN *

過蓋咬合

咬み合わせが異常に深い

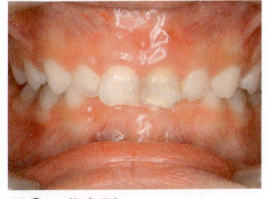

図❼　乳歯列

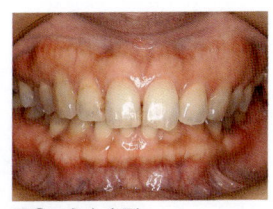

図❽　永久歯列

叢生

歯並びがでこぼこガタガタ

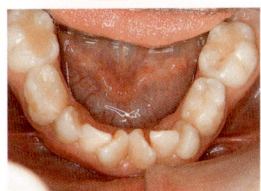

図❾　乳歯列（混合歯列期）

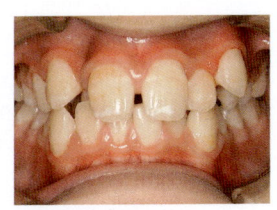

図❿　永久歯列

Q. 開咬はどうしてなるの？
A. 遺伝的な要因のほかに、指しゃぶりなども原因と考えられます。

Q. 舌が出ないようにするにはどうすればよいでしょうか？
A. 舌を正常な位置に戻すためのトレーニングを行うこともあります。

Q. 3歳で咬み合わせに異常があるといわれたのですが？
A. 自然に治ることもありますが、顎の成長に悪い影響を与えたり、う蝕になりやすくなることもあるので、そのままにせずに、一度かかりつけの小児歯科を受診しましょう。

memo-RU

思春期

この時期は、
子どもから大人へと移行していく時期です。
そのことを特徴づけるのが、
性的器官の成熟です。
また、親も子どもも、
心理的に複雑な体験をすることになります。
思春期を理解して、
うまくつき合っていかなければなりません。

思春期の特徴

　思春期は、第二発育急進期でもあり、身長、体重をはじめとして身体が急激な発育をとげる時期です。骨や筋肉、肺、心臓などの大部分は、身長や体重と同じように乳児期と思春期に急速に発達します。そしてこの時期のいちばんの特徴は、性的成熟をひかえて著しい第二次性徴の発現がみられることです。

　男子では、骨格・筋肉の発育、ひげ・わき毛の発生、声変わりなど、女子では、乳腺の発達、骨盤の変化、皮下脂肪の沈着、初潮などがあります。一般的に女子のほうが早く起こりますが、その時期や程度には個人差があります。

　この生殖可能な性の表れは、これまで経験したことのない感覚を与え、心と体を根底から揺さぶります。体が大人になることで、内側からなじみのないものに突き動かされるだけでなく、大人や社会からも、これまでとは異なる対応が期待されるようになります。

　この時期の特徴として以下の点に注意が必要です。

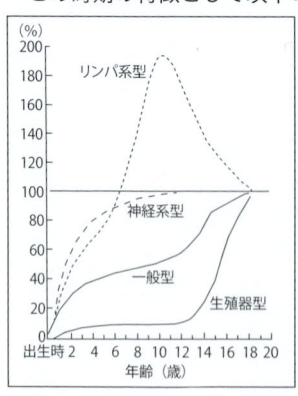

体組織の発育を一般型、神経系型、生殖器型、リンパ系型の4型に分類し、20歳の発育を100として、各年齢の値を100分比で示す。
①一般型：全身の外形計測値（頭径を除く）、呼吸器、消化器、腎、心大動脈、脾、筋全体、骨全体、血液量
②神経系型：脳、脊髄、視覚器、頭径
③生殖器型：睾丸、卵巣、副睾丸、子宮、前立腺など
④リンパ系型：胸腺、リンパ節、間質性リンパ組織

図❶　臓器別発育パターン。誕生から成熟期までの発育量を100％とした割合（松尾　保，編：新版小児保健医学　第5版．日本小児医事出版社，東京，1996.より引用改変）

[親子関係]
　第二次性徴の出現は、これまでのような親子関係を決定的に変える。親と同じ体になったことを知り、母親が親であるとともに女性であること、父親が親であるとともに男性であることを意識させられる。それにより、これまでのように世話や保護を与える親を疎ましく感じ、親と距離を保つようになる。

[月経]
　初経後の数年間はまだホルモンの分泌が安定していないので、月経が不規則なことが多い。性機能の成熟とともに月経周期は安定していき、女性のからだのリズムができあがっていく。また、体調や精神面が影響するので、食事、運動、休養をとり、心身面ともに健康な生活を送るよう心がける。

[性犯罪]
　最近では、携帯電話をもたない若者が少数派になりつつある。それに伴い、出会い系サイト等により性犯罪の被害を受けたり、巻き込まれたりする例もある。氾濫する情報のなかから正しいものを選択し、十分に理解したうえで行動を選択しなければならない。また、その行動によってどんな結果が起こるのかを予想し、自分の考えをしっかりもった責任ある行動をとることが大切である。

思春期に起こりやすい身体的症状

◘鉄欠乏性貧血
　鉄欠乏性貧血は、貧血のなかでもっとも頻度の高い貧血です。思春期には身体の急な成長のために鉄分が必要になり、鉄欠乏性貧血になりやすくなります。

[原因]
　不規則な食事やダイエット、過激なスポーツ、月経

[症状]

　顔色が悪い、動悸、息切れ、疲れやすい、耳鳴り、集中力の低下、寒さに敏感。鉄欠乏症では爪がもろく欠けやすい、口内炎、嚥下障害など。とくに女性は月経のために鉄分が減り、貧血や貧血前の鉄欠乏症になりやすい。思春期の貧血の頻度は男子で1〜2%、女子で8〜10%、貧血予備軍は男子5%、女子は20〜30%とかなり多めである。

[対処法]

　食事では体をつくるもとになるたんぱく質、カルシウム、鉄などを十分にとる（レバー、肉類、魚、貝、パン、みそ、大豆、豆腐、ジャガイモなど）。無理なダイエットは初経の遅れや月経不順、肌荒れ、体力・抵抗力の低下などさまざまな悪影響をもたらす。食事療法だけで治すのが難しい場合は、鉄材を服用する。

◆ **歯科衛生士の対応** ◆

貧血は口腔内にも所見として現れる。摂食障害にも関係してくるので、歯科衛生士として気づくことができる目を養っておきたい。口腔粘膜の色調は個人差が大きいので、貧血色を見極めることは難しいが、貧血の人の口腔内の特徴として、鉄欠乏のため、舌乳頭が萎縮し、平滑舌になっていることがある。

◘起立性調節障害

　寝ている状態から起きあがるときに循環器系の調節がうまくできずに起こる症状のこと。自律神経失調症の一種。10歳から15歳の成長期に症状が出やすいようです。これは、成長期に体の成長に自律神経の発達がついていかないために起こるのではないかと考えられています。

[原因]

　健康な人は、急に立ち上がったり、長い間立っていても

自律神経の働きで、［立ち上がる→下半身の血管が収縮→血液が上半身に押し上がる→体中に血液が循環する］という働きをするが、起立性調節障害の場合は、自律神経の乱れのために、［立ち上がる→下半身の血管が収縮できない→血液が下半身にたまる→脳が血液不足→立ちくらみ・脳貧血］ということが起こってしまう。夜更かしや朝寝坊という不規則な生活をしているうちに、自律神経の切り替えがうまくできなくなる。

［症状］

めまいや立ちくらみ、朝起きられず、午前中は調子が悪い、動悸・息切れ、顔色が悪い、食欲がない、頭痛や腹痛、疲れやすい・だるい、寝つきが悪い、いらだつ、など。

［対処法］

①薬物療法：症状に応じて、昇圧薬や自律神経調整薬、精神安定薬などを医師の処方により服用する。だいたい1～2ヵ月で症状が改善される。

②自律神経鍛錬法：刺激に対する血管の収縮反射をよくしようとすること。

- 冷水法：風呂上がりに体に水をかけ、寒さに対する収縮反射をよくする
- 冷水摩擦：風呂上がりにタオルを冷たい水に浸してしぼり、腕、頸、胸などを摩擦する
- 乾布摩擦：朝起きたら、乾いたタオルで全身をよくこする
- 薄着：子どもの場合は、大人より1枚少なくても十分

③規則正しい生活：早起きをする。できるだけ毎朝決まった起床時間を決めて、朝日を浴び、体内時間のリズムを整えておく。よく眠るために運動も必要。

［注意すること］

子どもが起立性調節障害と診断されるまでは、単なる「なまけ」のためにそういう症状が出ているのではないか？

と周りも疑ってしまいがちである。また朝起きることができないので、不登校にもなりがちになる。不登校を防ぐためにも、周りの大人が早く気づいてあげて、早期に適切な治療を受けることが大切である。

◘摂食障害

やたらと食べる過食症と、食べられなくなる拒食症を合わせて摂食障害といいます。現在 10 〜 20 代の女性を中心に急増している病気です。

[原因]

ダイエット、ストレス、成長することへの不安（大人になりたくない、という強い思い）、愛情不足（家庭環境や家族関係、とくに母親との関係が大きく関わる）など。

1. 拒食症

[症状]

拒食症という名のとおり、食べることを拒む。太っていると感じて食べ物を食べなくなってしまう。そのため、みるみる体重が落ちていく。痩せているにもかかわらず、体重を自分で調整できることが嬉しくて、元気で活発に動き回ることもある。体重減少のほかにも以下のさまざまな症状を有する。

①思考力の低下：脳に送るための栄養素がなく、思考力そのものが衰えてしまう。

②う蝕になりやすい：嘔吐の繰り返しで胃液がたくさん出て、それにより歯のエナメル質が溶けてしまう。

③低カルシウム血症：嘔吐したり、大量の下剤を使ったことが原因でひきつりや体に力が入らない、筋肉が麻痺するなどの症状が現れる。

④生理不順：体重が減っているときは、栄養不足とストレスなどにより生理不順になることがある。

⑤吐きだこができる：吐くために指をのどに入れたとき、

前歯に手の甲があたって皮膚がただれる。
⑥毛深くなる：痩せると体温も下がり、体が自らを守ろうとしてうぶ毛が濃くなる。
⑦むくむ：食事をしないためにたんぱく質が不足して起こる。

2. 過食症

限度なく食べ続ける。おいしいという感覚はなく、ただ口の中に食べ物を詰め込もうとする。そして、食べた物をすべて吐いてしまう。当然体重は減っていく。そのほか、以下の症状がみられる。
①臭くなる：過食症になると頻繁に嘔吐を繰り返すようになるので、胃液の臭いが体中に染みついてしまう。
②痩せる：過食と拒食を繰り返す人も多く、拒食している間は痩せていく。そのほかは、むし歯になりやすい、生理不順など拒食症と同じような症状がある。

3. 拒食障害と併発する症状

①不整脈：低カルシウム症から不整脈になることがある。
②貧血：極度の栄養不足のために貧血になりやすい。
③骨粗鬆症：カルシウム不足になったり、ホルモンバランスが崩れたときになりやすい。
④肥満：ただ太っていくというだけではなく、糖尿病や高血圧など、ほかの病気を引き起こす原因になる

［対処法］
①カウンセリング：心療内科や精神科でカウンセリングすることから治療を始める。効果的なカウンセリングには「親子一緒」が重要なポイント。
②薬物療法：摂食が引き起こすいろんな症状を和らげるための薬で、摂食障害そのものに直接効くわけではない。抗うつ薬、抗不安薬、抗精神病薬、睡眠薬などがある。
③専門施設での治療：入院することで1回の食事の量を知って、過食をなくし、生活のリズムをつかめるようになる。

さらに同じ病気で悩んでいる同世代の人たちとの交流が心によい影響を与える。
[摂食障害とのつき合い方]
①家族の理解が必要
- 「もっと食べなさい」や「食べたらだめ」など、食べることに干渉しすぎない。
- 表面的な行動ばかり気にせず、心の奥にある甘えたい気持ち、頼りたい気持ちを察することが重要。
- 気持ちは言葉にしないと伝わらないことのほうが多いので、きちんと会話をする。

②生活改善が大切
- 十分な睡眠　- 適度な運動　- おいしい食事

思春期に起こりやすい精神的症状

◘恐怖症

思春期に多くみられる恐怖症は、自分の外見に対してのコンプレックスや低い自己評価が根底にあり、それが病的にまでふくらみ、人と会うことを恐れ引きこもってしまいがちで、やや妄想的な傾向があります。

①対人恐怖症

人と会ったり、人前で話すことに対して非常に不安を感じてしまい、手が震えたり、冷や汗が出たりする。自分が他人にどう見られているのか、どう思われているのかを必要以上に気にしてしまい、そして軽蔑されているのではないか、馬鹿にされているのではないかと悩んでしまう。

対人恐怖症の一種に赤面恐怖症がある。自分の顔が赤くなることにとらわれてしまい、それを恥ずかしく思ってしだいに人と会うのを避けるようになってしまう。

②自己臭恐怖症

自分の体から嫌な臭いが出ていて、他人に迷惑をかけて

いる、嫌われていると思い込んでしまい、他人と接するのがとても苦痛になる。
③身体醜形恐怖症
　自分の容貌を実際よりも極端に醜いと思いこんでしまう。
④自己視線恐怖症
　自分の視線が相手を不快にしていると思い込む。

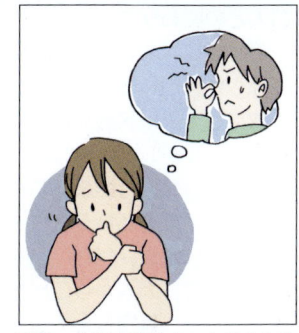

図❷　自己臭恐怖症から他人と接することが苦痛になれば、対人恐怖症にもなる

思春期の心の発達

　思春期は大脳の発達の最後の段階にさしかかっていて、とくに積極性、思考、意思、創造性など、人間として生きていくために重要な働きをする前頭前野の発達が完成に向かう時期です。大脳は何も刺激しなければ発達しません。多くの人との関わりや、読書、スポーツ、自然体験などさまざまな経験をとおして豊かに発達させていきます。

　テレビゲームをよくする人は、前頭前野の働きが低下し、キレやすい、集中できない、友達づき合いが苦手な人が多いことが報告されています。

◘知的機能の発達

　言葉を使う、記憶する、理解する、考える、判断するなどの知的機能は、さまざまな経験や学習を積み重ねることによって、筋道を立てて考える力や自分の考えで判断する力が身についてきます。こうした発達に支えられ、これまでの自分とこれからなりたいと思っている自分、そしてその２つを繋げているいまの自分について思いをめぐらすようになるのです。

◘人との関わり

　思春期になると周囲に対して、「一人の人間として認めてほしい」といった気持ちが強くなります。大人に保護され依存していた状態から抜け出して自立へと歩み始める時期です。しかし、自立することは簡単なことではないので、心細さや自分自身の頼りのなさを感じることも多く、頼りたい、甘えたいという気持ちと、自立したいという気持ちの間で揺れ動き、イライラや不安がつのることもあります。こんなとき、大人から口出しや注意をされると、つい口応えをしたり、無視したくなるものです。これは自立しようとする心が育っている現れでもあります。

　大人でもない、子どもでもない不安定な自分を意識しているとき、友達も同様であるのを知ることで何よりも安心感が得られます。また、自分と違う考え方や価値観を知れば自分自身を深く見つめ直すことにも繋がるのです。

◘自分らしさ

　友達や仲間に支えられてしだいに確かな自分が作られてくると、その関係のなかで自分と他者が違うことに感心が向けられるようになります。これは自分自身を見つめるもう一人の自分が心の中で育っているからなのです。自分がわからなくなったり、自分の力のなさに落ち込んだり、他人からどう見られているかが気になり、うわべを飾ったりすることもあります。

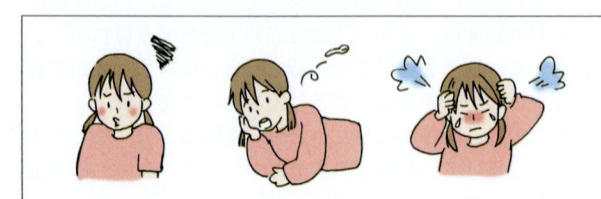

図❸　欲求不満が起こったときには、気持ちを切り替えさせることが大事

表❶ 欲求の種類

生理的欲求	社会的欲求
飲食の欲求	集団に入りたい
活動の欲求	認められたい
休息・睡眠の欲求	愛し、愛されたい
生殖の欲求	他人よりも優れたい
安全への欲求	自分の能力を発揮したい

　自分らしさを築いていくためには、まずありのままの自分を知り、それを受け入れること。「自分が好きだ」と言えるようになることが大切です。

◘欲求への対応

　中学生くらいになると、性的な欲求に目覚めたり、人からよく思われたいという欲求が強くなったり、いろいろとほしいものが増えたりと、欲求は複雑で多様になってきます。これは、心身の発達にともなって現れる自然な減少です。しかし、すべての欲求が満たされるわけではなく、欲求不満を感じることもたびたびあります。その欲求が人に迷惑をかけるような自分勝手なものでなく、どうしても実現させたいものならば、その実現に向けて努力するようにします。けれども、自分勝手な欲求や実現がかなり難しい場合は、気持ちを切り替えたり我慢することが大切です。

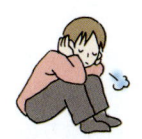

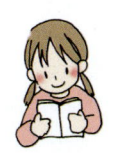

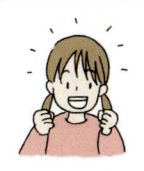

思春期の患者にどう向き合っていくか

　誰もが迎える思春期ですが、この時期の患者への対応に悩む方は少なくありません。保護者とともに乳幼児期から歯科医院に来院していた患者も、思春期を迎えたとたんに来院が途絶えてしまうこともあります。それは、成長にともなって子どもが自分の意思で行動するようになり、保護者の影響力が弱まってしまうこと、また、部活や勉強などで生活パターンが大きく変わり、来院できる時間が限られてしまうことなどが大きな理由です。

　セルフケアでも、保護者や歯科衛生士による指導を素直に受け入れて実践することが難しくなる場合が多く、思春期を迎える前に本人がその重要性を自覚し習慣化していないと継続が難しくなってしまいます。

✚その子の時間的、精神的なペースに自分が合わせる

- その子の負担にならない聞き方をする
　「次は○日に来られる？」ではなく、「いつだったら時間がとれる？」など
- 無理のない提案にとどめる
　スポーツ飲料水は飲まない、ではなく、飲むのは部活のときだけにする、など
- 心が繊細な時期なので、患者さんの心を傷つけて来院が途絶えてしまわないことを最優先に考える

✚親の影響力が弱まり個性が優性になる

- 兄弟でも個性が違えば、同じように来院が続くとは限らない

✚〈子ども〉として接すればよいのか、〈大人〉として関わればよいのかを見極める

　たとえば、会話のなかでこちらから何かを提案したときに「すんなり受け入れて実行しようとする子」と「指導や提案されること自体に不快感を感じていたり、自分なりの方法をとりたいと思っている子」がいる。前者はいわば「子

ども気分」なので、子どもの望むとおりに関わり、自立をじっくり待つこともあれば、積極的に成長を促す必要もある。後者は自立に向けて成長しつつあるので、少し距離をおいて大人として関わる。

＋〈保護者〉ではなく〈子ども〉を主人公として向き合っていくことが大切

最近では、「放任」か「過保護」か、両極端な保護者が多い。思春期、保護者の影響がまったくないわけではないものの、「個」としての自意識が強くなる微妙な時期なので、保護者について私たちもよく理解し、その個の親がどのような考え方のもとで子どもを育てているかを把握したうえで、子どもと向き合っていく。

＋よいところを見つけほめてあげる

あんまり話すことが得意でない子どもだと、つい自分も無口になりがちだが、そんな患者さんにこそ積極的に話してみる。そのとき大切なのは「ほめる」こと。まずよいところをほめてから、改善が必要な点について話し合ってみる。

「朝、きちんと歯磨きしてるの？ えらいね！ 夜も磨いたらもっときれいになるよ！」など

＋子どものサインを見逃さずにキャッチする

思春期の患者さんは自分について話したがらない傾向があるが、たわいもない会話や言動から、その子の悩みや本音がかいま見えることがある。第三者だからこそ話しやすいこともある。その子の何気ないサインを見逃さずにキャッチして、それを糸口にして関わっていく。

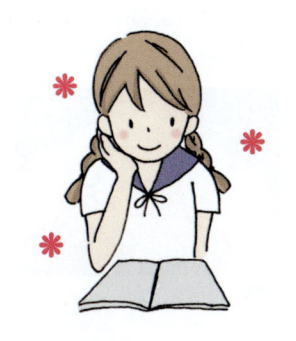

思春期の患者への口腔ケア

　歯列、咬合などが大きく変化していく時期であり、プラークを除去するといった歯肉のことだけでなく、口腔習癖を含めた広い視野で診ることが重要です。そのためには、早期に口腔内の変化に気づき、生活習慣を見直し、情報を本人と保護者の双方に伝えていくことでスムーズに改善へと進めることができます。

　また、保護者の庇護から自立に向かう時期であることをふまえ、セルフケアに重点をおき、生活習慣もこの頃から整えておくと、将来的にう蝕はもちろんプラークをコントロールしやすい環境が整い歯周疾患の予防にもなります。

　思春期の患者指導でおさえておきたい項目には、以下のものがあります。
①栄養：強い歯を作るバランスのとれた栄養の摂取
②う蝕：永久歯う蝕の多発期、CO から C への進行を抑える（カリエスフリーを目指す）
③歯肉：歯肉炎の発症、進行、重症化
④清掃強化部位：
- 隣接面、上顎前歯口蓋、裂溝（図❶）：フッ化物配合ペースト・デンタルフロス・歯ブラシ
- 矯正治療中（図❷）：矯正用歯ブラシ・フッ化物配合ペーストおよびジェル
- 歯頸部（図❸）：歯ブラシ（スクラビング法）
- 歯肉部（図❹）：歯ブラシ（バス法）・デンタルフロス

⑤ホームケア：デンタルフロス、食生活習慣（飲食回数の

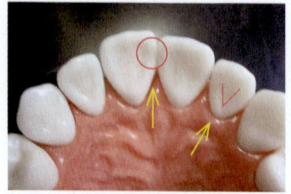

図❶　清掃強化部位 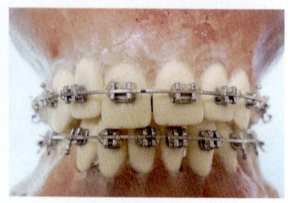　　　　図❷　矯正治療中

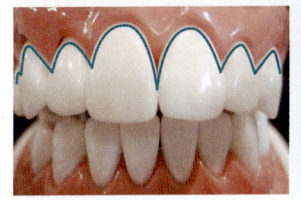

思春期の患者への口腔ケア

図❸ 歯頸部　　　　　　図❹ 歯肉部

制限や食品の選び方）、歯磨き習慣の確認と再指導、フッ化物配合の歯磨剤の継続的な使用
⑥リスクファクター：飲食回数、プラーク量、フッ化物の使用、歯肉出血、う蝕の経験（DMF）
⑦必要なプロケア：定期健診、フッ化物塗布、歯石除去、う蝕や歯肉炎の罹患者に対するリスク診断
⑧ハイリスク者への強化点：
- リスクが高い時期のリコール回数の増加
- ホームケアのポイント明確化
- 侵襲性歯周炎の診断と早期治療
- 障がい者に対する歯磨きなどの自立支援と介護者（支援の必要な事項）の明確化

＋思春期の口腔内の特徴

　これまでの親と子の密な人間関係から、同世代へと関心が高まり、部活や学校生活、その他において興味をもったり熱中しやすい時期である。このことから生活習慣の乱れ、自己管理のつたなさから歯肉炎が重症化して歯周炎に移行することがある。さらに、受験勉強や人間関係からのストレスが増え、顎関節症の初発時期とも重なることや、普段の生活のなかで口臭を気にする子が目立つようになる。とくに女子のなかには無理をして間違ったダイエットを行い、全身的な疾患を引き起こすことも特徴的である。

＋思春期の歯科保健指導で効果をあげるには？

　この時期においては、一方的な知識の押し売りでは耳を貸さない。興味・関心をもてる切り口で、知的好奇心を刺

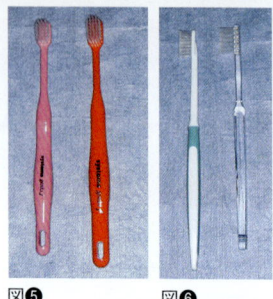

図❺ 効率重視の歯ブラシ
図❻ 部位重視の歯ブラシ

図❺　　　図❻

激するとりあげ方をする必要がある。それには、科学的根拠（エビデンス）のある説明を心がけること。専門用語をとり入れる場合も、わかりやすく簡単に説明することが大切である。そしてもっとも重要なのは一般論ではなく、一人ひとりの症状に合わせて個別に対応していくことである。

[思春期に適した保健指導のポイント]
①目標：規律ある生活（食生活）の見直し。ブラッシング習慣の再構築
②指導内容：歯肉を観察し、プラーク付着部位を確認すること。デンタルフロスを使用すること。
③疾患傾向：歯間部・歯頸部のう蝕、歯肉の炎症

思春期の患者へのブラッシング指導

[歯ブラシの選び方]
①効率重視の歯ブラシ（図❺）
　ヘッドの幅が広い歯ブラシは全体を効率的に磨ける。歯磨き時間が十分にとれない場合や、歯磨きのテクニックが上達しない場合には、小さいものより大きめの歯ブラシを選択したほうがプラークの除去率は上がる。
②部位重視の歯ブラシ（図❻）
　ヘッドの幅が狭く、毛束と毛束の間隔があいている刷毛の歯ブラシは、歯間部に毛先が入りやすいため、歯頸部などのプラーク除去率が上がる（図❼❽）。

思春期の患者への口腔ケア

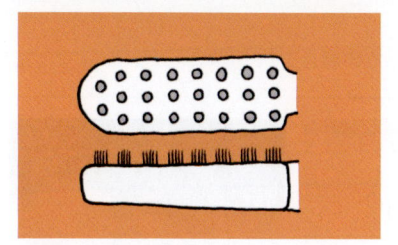

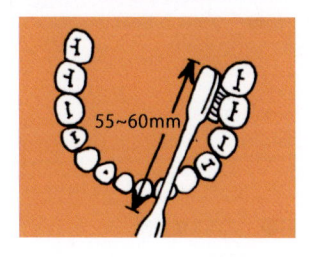

図❼ 幅が薄く丸形のヘッドは、奥歯まで磨きやすく、歯頸部にも当たりやすい

図❽ ネックは細いほうが歯ブラシのハンドルが邪魔にならず、臼歯部に到達し、磨きやすい

[歯磨きの実際と留意点]
①磨き残しやすい部位
　隣接面と歯頸部は磨き残しやすい部位なので、指導の際に注意する。

＊隣接面

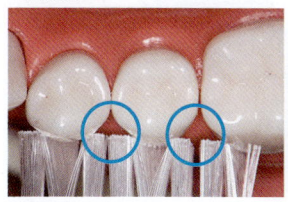

＊歯頸部

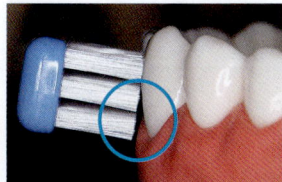

図❾

図❿

63

②磨き残しやすい部位の磨き方

*隣接面

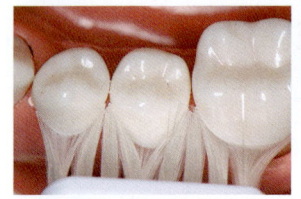

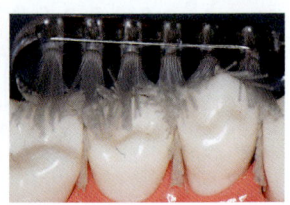

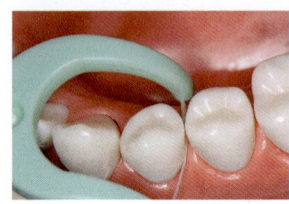

図⓫　毛先の当て方

図⓬　つまようじ法

図⓭　フロス使用時

*歯頸部

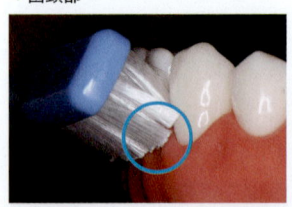

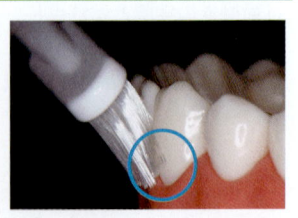

図⓮　毛先のあて方

図⓯　部位重視ブラシ

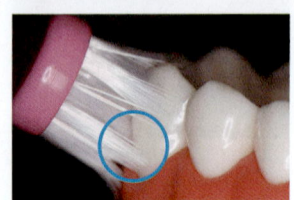

図⓰　効率重視ブラシ

成人期

成人期と呼ばれる 25 〜 45 歳の頃は、
女性ホルモンの分泌が順調で
女性がもっとも成熟する女ざかりともいうべき時期から、
女性ホルモンの分泌が低下する更年期の前までに相当します。
健康を支えてくれる女性ホルモンが豊富な時期ですが、
妊娠・出産を経験する人もいたり、
仕事の面でも責任が増してくる時期でもあるので、
ストレスや不規則な生活でホルモンバランスが崩れないよう
注意が必要です。
本章では成人期に起こりやすい女性特有の疾患について
解説します。

成人期の特徴

　成人期前期の 25 〜 35 歳頃は、社会人としてのスタートの時期であり、保護者の管理下を離れ、個人として行動する時期です。後期の 35 〜 45 歳頃になると、家庭がある人は家事や育児の、また働いている人は仕事の責任が増していき、自分の健康管理をおろそかにしてつい無理をしがちです。

　学校生活というある程度レールに乗った生活から、人生の転換をそれぞれのペースで迎える時期でもあり、家庭でも職場でもストレスが嵩み、気づかないうちに精神面に影響がでることもあります。自分の心や体のリズムを敏感にとらえ、自己管理をしていくことが大切です。

成人期に起こりやすい女性特有の疾患

◘乳がん

　乳がんは乳房にある乳腺にできる悪性腫瘍です。日本女性の乳がんは 30 代後半から急増しはじめ、40 代後半がピークであり、働く女性の死亡原因のトップになっています。しかし、10 代後半から 90 代まで、どの年代でもかかる可能性のある病気です。

［原因］

　女性ホルモンであるエストロゲンに強くさらされている期間が長いほどリスクが高いといわれている。そのため近年、初潮の低年齢化や晩婚、少子化など

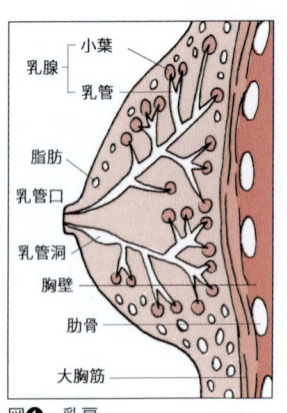

図❶　乳房

成人期

表❶ 乳がんを発症するリスク

- ☐ 40歳以上である
- ☐ 30歳以上で未婚である
- ☐ 出産経験がない、または初産が30歳以上である
- ☐ 閉経年齢が55歳以降である
- ☐ 閉経後の肥満（標準体重の20%以上）
- ☐ 良性の乳房疾患にかかったことがある
- ☐ 血縁者に乳がんになった人がいる
- ☐ 乳がんになったことがある

（NPO法人　乳房健康研究会『乳がんの早期発見と治療　これで安心』より引用）

の影響で乳がんの罹患率が増えていると考えられる。

　その他、体質（遺伝子の異常、生体ホルモン環境など）や生活環境（食生活など）も関係している。

［症状］

　早期には自覚症状はほとんどない。しこりも小さいうちは触ってもわからないことも多い。月に1回の自己検診を行うことと、年に1回の乳がん検診を受けることが重要である。

［自己検診のやり方］

　入浴時や寝る前に鏡の前で「観る」「つまむ」「触る」ことで、以下の点をチェックする。

①しこり（乳房にこれまでにない硬い感触）がないか
②乳房にくぼみはないか
③乳房の皮膚がオレンジの皮のように毛穴が目立っていないか
④痛みはないか（月経周期と関係なく）
⑤乳頭から血の混じった分泌物はないか
⑥乳頭がただれていないか
⑦わきの下にしこりはないか

※毎月1回、生理開始から5〜7日目くらいに行うとよい（乳房の張りがおさまり、柔らかく安定しているため）。閉経後の人は毎月だいたい同じ日に行うようにするとよい。

[乳がん検診]
　乳がん検診では以下のことが行われる。
①触診
②マンモグラフィ検査
　乳房のＸ線検査。小さなしこりでも発見できる。また、しこりになる前の"石灰化"も発見できる唯一の方法。しかし、若くて乳腺の厚い人は発見しにくいことがある。
③超音波検査
　痛みがまったくなく、放射線の心配もない。小さなしこりでも発見できるが、"石灰化"の発見は困難。しこりが悪性か良性かは、ある程度わかる。

[治療]
　乳がんのおもな治療法には以下のものがある。
①手術療法
- 乳房温存手術：乳房の部分切除と腋窩リンパ節の切除を行い、乳頭・乳輪を温存する。放射線療法も併せて行う。
- 乳房切除手術：乳房全体と腋窩リンパ節を切除する。加えて大胸筋や小胸筋を切除する場合もある。

☞副作用…術後、腕の腫れや痛み、しびれ、肩関節の運動障害などが起こることがある。

②放射線療法
　高エネルギーのＸ線を乳房にかけ、がんの塊や目に見えない微小ながん細胞を死滅させる。温存手術後や再発転移した場合、局所進行乳がんなどに対して行う。

☞副作用…授乳機能がほとんどなくなる。乳房の組織が線維化し、肥厚して硬くなることもある。

③ホルモン療法
　女性ホルモン抑制剤を用いて、エストロゲンががん細胞に働きかけるのを抑える。

☞副作用…きわめて軽いが、更年期障害のような症状（ほてり、めまい、動悸など）がでることがある。

④化学療法

抗がん剤を用いて、がん細胞を殺したり細胞分裂を止めたりする。手術前後や進行・再発がんの治療で行う。
☞副作用…正常な細胞にもダメージを与える。吐き気、脱毛、下痢、白血球減少、全身倦怠、無月経、口内炎などが起こる。

◘子宮頸がん

子宮は頸部と体部に分かれており、子宮口付近の細くくびれた部分を子宮頸部といいます。子宮頸がんとは、この子宮頸部にできるがんのことです。発症のピークは30〜40代ですが、最近では20代の若い女性にも急増しています。

[原因]

「ヒトパピローマウイルス」（HPV）という、性交渉で感染するウイルスが原因であることが明らかになっている。HPVには100種類以上の型があり、そのなかの特定のタイプが子宮頸がんに関与している。このウイルスをもっている男性と性交渉をすることによってウイルスが子宮頸部の細胞に感染する。しかし、HPVは一度でも性交経験のある女性なら誰でも感染する可能性のあるごくありふれたウイルスであり、感染してもほとんどが免疫機能により自然に消失してしまう。子宮頸がんを発症する頻度は、HPV感染者の1割以下といわれている。感染から発症までは5〜数十年かかるといわれており、年齢にかかわりなく、子宮がある限りがんになる可能性はある。たとえ発症しても早期に治療を行えば100％治る。そのため、年に1度は子宮がん検診を受けることが大切である。

＊現在HPVの感染を予防するワクチンが開発され、日本でも2009年に承認され、摂取可能となっている。

表❷　子宮頸がんを発症するリスク

- ☐ 妊娠・出産の回数が多い
- ☐ 性交渉の経験が早い
- ☐ 性交渉のパートナーが多い
- ☐ パートナーの性交経験が多い
- ☐ 性感染症にかかっている
- ☐ 喫煙歴がある
- ☐ 局部の不衛生
- ☐ 栄養不足
- ☐ 子宮頸がん検診を受けていない

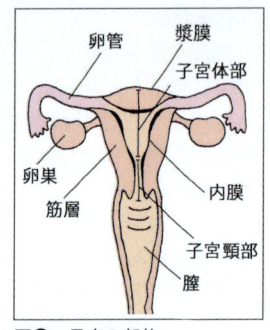

図❷　子宮の部位

[おもな症状]

　初期の場合、自覚症状はほとんどないことが多い。まれに性交時に不正出血がみられることがある。進行すると、おりものの量が増加したり、悪臭を伴ったりする。やがて、がんが骨盤内の神経を圧迫し、腰や脚に強い痛みが生じたり、脚のむくみや頻尿、血便などを引き起こしたりする。また、膀胱や直腸壁に穴が開き、膣との間に通路ができると、尿や便が膣のほうにもれてくることもある。

[治療]

　おもな治療法には以下のものがある。

①光線力学的治療（PDT）

　初期治療として最近注目されるようになった治療法。病巣に特殊レーザーを照射し、がん細胞のみを消滅させる。子宮を残すことができ、頸部を摘出する必要もないため、出血も少ない。

　ただし、病理診断が正確に行えない、暗室での入院生活が必要という短所がある。

②手術療法

　子宮頸がんの治療の主体となる方法。

- 円錐切除術：お腹を切らずに膣のほうから子宮頸部の病

変部とその周辺だけを円錐状にくり抜いて切除し、子宮を残す治療法。将来、妊娠・出産が可能。

ただし、がんが頸管の奥のほうにできていたり、子宮筋腫などで膣の奥が見えない場合は行えない。

- 単純子宮全摘出術：子宮だけをすべて摘出する方法。
☞副作用…将来、妊娠・出産が不可能となる。
- 広汎性子宮全摘出術：子宮頸部を中心に、周辺の組織をできるだけ広く切除する方法。
☞副作用…将来、妊娠・出産が不可能。また、術後に排尿障害、リンパ浮腫などが起こることがある。

③放射線療法

病変部に放射線を集中的に照射して、がん細胞を破壊する方法。再発予防のために行われたり、再発・転移病巣に対して使われたりもする。
☞副作用…化学療法と比べると軽いが、下痢や吐き気、倦怠感、リンパ浮腫などの症状がある。

④化学療法

抗がん剤を用いてがん細胞の DNA や RNA の合成を阻害し、分裂・増殖を抑えようとする方法。全身にがん細胞が散らばっている場合に有効。手術前後や再発したとき、放射線療法と同時に行われる。
☞副作用…白血球や血小板の減少、嘔吐、脱毛、腎障害などつらい症状がある。

◘子宮筋腫

子宮は外側から内側に向かって漿膜、筋層、内膜の3層で構成されています。子宮筋腫は、子宮の筋層にできる良性の腫瘍で、成人女性の5人に1人は有しているといわれています。子宮筋腫は、他の組織に食い込むことも、転移して組織を破壊することもありません。また、悪性化することはなく、がんとも無関係です。

[原因]
　はっきりとした原因はわかっていないが、卵巣から分泌される女性ホルモン（エストロゲン、プロゲステロン）の影響が大きいと考えられている。そのため、エストロゲンの分泌が盛んな30〜40代に多く発生する。

[子宮筋腫の種類]
　子宮筋腫は、発生する場所によって漿膜下筋腫、筋層内筋腫、粘膜下筋腫の3種類に大きく分けられる。

[おもな症状]
　子宮筋腫があってもすべての人に症状が現れるわけではない。60〜70％は無症状だといわれ、筋腫に気づかない人もたくさんいる。症状の現れ方にも個人差があり、筋腫の大きさやできる場所によっても違ってくる。

①過多月経（出血量が多い、10日以上だらだら続くなど）
②貧血（動悸や息切れ、手足が冷えるなど）
③月経困難症（下腹部痛、腰痛、頭痛、めまい、吐き気など）
④多臓器圧迫（頻尿、便秘など）

[治療法]
①経過観察
　筋腫が小さく症状がほとんどない場合や、閉経が近く重い症状がない場合などは、経過観察をする。

②薬物療法
▪対症療法：鉄剤、鎮痛剤などで症状を軽減させる。
▪偽閉経療法：ホルモン剤を用いて閉経状態にし、筋腫を小さくする。
☞副作用…更年期障害のような症状がでることがある。そのため、試用期間は6ヵ月が限度とされている。

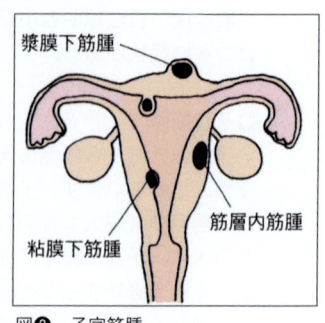

図❸　子宮筋腫

③手術療法
- 筋腫核手術：筋腫の核のみを取り除き、子宮を温存する方法。症状は改善され、将来、妊娠・出産も可能。
 ただし、目に見えない小さな筋腫までは取りきれないことがあり、そこからまた再発する可能性がある。
- 子宮全摘手術：筋腫ごと子宮を切除する方法。症状から解放され、再発の危険性もない。ただし、将来、妊娠が不可能となる。

子宮内膜症

子宮内膜症とは、子宮の内側にあるはずの子宮内膜組織が本来の場所以外（卵巣、腹膜、直腸、膀胱など）にできてしまう病気です。通常、子宮内膜は月経の際、体外に出ていくのですが、子宮以外で子宮内膜が育つと血液が体外に出られずに炎症を起こし、強い月経痛が起きます。

良性ですが、月経を繰り返しながら徐々に進行する可能性があり、再発もしやすい疾病です。また確率は低いのですが、悪性になる可能性もあるので経過観察が必要です。

［原因］

はっきりとした原因はわかっていないが、月経時の血液が子宮から卵管を通って逆流し、一緒に流れた子宮内膜片が腹膜や卵巣などに付着し、中に入り込んで起こる、また、胎児の身体の中には成長後に腹膜となる組織があり、これが大人になってもそのまま残ってしまい、子宮内膜組織に変化して起こる、などと考えられている。エストロゲン（女性ホルモン）の作用を受けて進行するといわれている。

晩婚化、少子化などの影響もあり、出産経験の少ない人が増え、子宮内膜症は増加傾向にある。現在、成人女性の10人に1人はかかっているといわれており、とくに30代女性の発症率が高い。

表❸　子宮内膜症を発症するリスク

- ☐ 月経周期が短い（27日以内）
- ☐ 月経が長く続く（7日以上）
- ☐ 初潮年齢が早い
- ☐ 出産経験がない
- ☐ 母親や姉妹に子宮内膜症を発症した人がいる

(永井荘一郎：今すぐわかる子宮内膜症 セカンドオピニオンを求めているあなたへ．新風舎，東京，2006．より引用改変)

[おもな症状]
①月経痛
②月経時以外の痛み（腰痛・頭痛）
③性交痛
④月経量の増加→貧血
⑤月経前後の胃腸症状（吐き気・下痢・便秘・膨満感）
⑥排尿痛・頻尿・排便痛
⑦不妊症

[治療法]
　子宮内膜症は、症状の進み方に差はあるものの、手術をしない限り基本的に閉経まで続く可能性のある病気である。

①薬物療法
　薬剤を服用することによって病状の進行を遅らせたり症状を改善させたりする方法。
- 偽妊娠療法/偽閉経療法：月経がこないときと同じ状態をつくり、進行を遅らせたり、症状を改善させたりする。
- 偽閉経療法：ホルモン剤を用いて閉経状態にする。
- 漢方薬療法：症状を改善させる。副作用が少なく、長期間使用可能。

②手術療法
　症状が進行し、薬物療法でコントロールできない場合などに選択する方法。
- 保存手術：病巣のみ切除する。術後も妊娠可能だが、再発の可能性はある。

- 根治手術：子宮・卵巣をすべて摘出する。再発はしない。
☞副作用…術後は妊娠不可能。卵巣全摘の場合は更年期障害を発症することがある。

◘膠原病

　膠原病とは、ひとつの病名ではなく、共通の性質をもつ疾患の総称です。最近では「結合組織病」とも呼ばれます。
　以下の３つの疾患が膠原病では共通しています。
①結合組織疾患
　細胞と細胞を繋ぎ合わせる「結合組織」が侵される病気。筋肉や関節、臓器など全身のさまざまな部分に障害が現れる。
②リウマチ性疾患
　骨や関節、筋肉などに痛みやこわばりが生じる病気。
③自己免疫疾患
　異物を攻撃、排除する「免疫機能」が、自分自身の組織に対して働いてしまい炎症を引き起こす病気。

■膠原病に含まれる疾病

　膠原病に含まれる病気には以下のものがあります。
①関節リウマチ
②全身性エリテマトーデス（SLE）
③強皮症
④多発性筋炎・皮膚筋炎
⑤シェーグレン症候群
⑥血管炎症候群
⑦混合性結合組織病……②③④のうち、２つ以上の症状をあわせもっているもの

図❹

[原因]
　遺伝的要因と環境的要因が考えられる。
- 遺伝的要因：体質

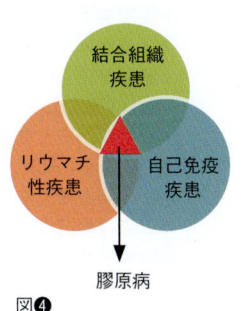

- 環境的要因：紫外線、ストレス、外的刺激、妊娠・出産、薬剤など。女性のほうが膠原病にかかりやすいのは、女性ホルモンが免疫反応を促す物質を活性化させやすいためだといわれている。

[おもな症状]
- 全身症状：原因不明の熱が続く、体重が減少するなど
- 関節症状：関節の痛み・腫脹・こわばり
- 筋肉症状：筋力低下、筋肉痛
- 血管症状：皮膚に現れる赤斑、レイノー現象

*レイノー現象（寒冷刺激などで指先が真っ白になり、その後、紫→赤へと変化すること）

◆ 歯科での対応・注意点 ◆

①関節リウマチ
- 関節のこわばり→ブラッシングが十分行えない患者では、家族や介護者の協力を得られるように努める。
- 頸椎脱臼を起こしやすい→頸椎に病変がみられる患者では、ヘッドレストと首の間にクッションなどを置いて頭部を固定する。

②全身性エリテマトーデス（SLE）
- 潰瘍を伴った口内炎ができる。あまり痛みがないのが特徴。

③強皮症
- 口唇が小さくなり、大きく開口できない→無理に開口させないように配慮する。
- 舌小帯が短くなり、舌が出しにくい→下顎の印象採得時などでは事前によく舌運動の練習をしておく。難しい場合は術者がサポートする。

④多発性筋炎・皮膚筋炎
- 後咽頭筋に炎症が及ぶと嚥下障害が起こる。

⑤シェーグレン症候群
　唾液腺の炎症により耳下腺が腫れる。また、唾液の分泌が低下し、口腔内が乾燥する→口腔乾燥を考慮した予防や健康維持の方法を支援する（う蝕、歯周病、口臭、義歯、味覚障害、嚥下機能、構音機能）。

[おもな治療法]
①薬物療法
　体内で起こっている自己免疫反応を抑える。または炎症を軽減させて病気の悪化を防ぐ。
②物理療法
　筋肉や関節の機能を保ち、治る力を引き出す（温熱療法、レーザー、運動など）

◘甲状腺の病気

　甲状腺は前頸部に位置し、蝶が羽を広げたような形で気管を覆っています。働きは、体内のさまざまな物質の代謝を促進する甲状腺ホルモンを分泌しています。からだの代謝に大きく関係しているため、甲状腺の疾患にかかると全身のさまざまな部分に症状が現れます。また、突然発症することはなく、徐々にでてくるので、いつ発病したか本人も気がつかないことがあります。

1. 甲状腺機能亢進症
　甲状腺の働きが活発になりすぎて、甲状腺ホルモンの分泌が過剰になった状態。
[原因]
　もっとも多い原因は「バセドウ病」である。バセドウ病は自己免疫疾患の1つで、女性のほうが男性の3〜7倍多く発病する。20〜30代がもっとも多く、ついで40代の順となる。
[症状]
①甲状腺が腫れて大きくなる
②脈拍数が増え、動悸・息切れがする
③眼球が前方に突出する
④汗をかきやすい
⑤手指が震える

⑥だるい
⑦食欲旺盛でたくさん食べるが痩せてくる
⑧精神的に不安定でイライラする
⑨毛が抜ける
⑩のどが渇く、口の中が乾燥する
[治療]
①薬物療法
　甲状腺ホルモンの合成・分泌を抑制する抗甲状腺薬を服用する。
☞副作用…白血球が減少することがある。
②放射性ヨード（アイソトープ）内用療法
　甲状腺を放射線で焼いて、亢進している甲状腺の働きを正常に戻す。薬物療法で副作用が出たり、症状がコントロールできない場合、手術後再発した場合などに行う。
　ただし、妊娠・授乳中などは行えない。
③手術療法
　一部を残して甲状腺を切除し、甲状腺ホルモンの生産分泌を減少させる。症状が重い場合や、早く治したい場合などに行う。

> ◆ 歯科での対応 ◆
>
> ・症状が強い場合には応急処置にとどめ、甲状腺機能が正常にコントロールされてから治療を行う。
> 　コントロールが不十分な患者に抜歯など歯科治療のストレスを与えると、甲状腺ホルモンが急激に増加して、ショックや昏睡を起こすことがある（甲状腺クリーゼ）。
> ・エピネフリン添加のキシロカイン®カートリッジは原則的に禁忌である。
> ・手指の震えなどを考慮したブラッシング方法を指導する。
> ・口腔乾燥を考慮した予防や健康維持の方法を支援する（う蝕、歯周病、口臭、義歯、味覚障害、嚥下機能、構音機能）。

2. 甲状腺機能低下症

甲状腺機能亢進症と逆の状態。甲状腺の働きが低下し、甲状腺ホルモンの分泌が不足します。

[原因]

もっとも多い原因は慢性甲状腺炎の「橋本病」である。橋本病も自己免疫疾患である。小児から高齢者まで幅広く発病するが、多いのは 30 〜 50 代の女性で、女性は男性の 20 〜 30 倍多く発病する。

[おもな症状]

① 甲状腺全体が腫れる

初期は他には症状がでないことが多い。進行すると、以下の症状が現れる。

② だるい、無気力
③ 食欲は低下するが体重は増える
④ 肌の乾燥、腫れぼったい顔つきになる
⑤ 寒気がする
⑥ 便秘になる
⑦ 口の中が乾燥する

[治療]

薬物療法として、甲状腺ホルモン剤を服用する。不足した甲状腺ホルモンを補い、肥大した甲状腺腫を小さくする。多くの場合、一生飲み続けなければならない。甲状腺ホルモンはもともと身体の中にあるものなので、副作用はない。

◆ 歯科での対応 ◆

- 甲状腺機能が正常にコントロールされてから治療を行う。
- 口腔乾燥を考慮した予防や健康維持の方法を支援する（う蝕、歯周病、口臭、義歯、味覚障害、嚥下機能、構音機能）。

◘鉄欠乏性貧血

　貧血とは、血液中の赤血球に含まれているヘモグロビンが減少し、血液の酸素運搬機能が低下した状態です。このうち、ヘモグロビンを造るのに必要な栄養素である鉄分が不足して起こるものを鉄欠乏性貧血といい、圧倒的に女性に多く発症します。

[原因]
- 月経による鉄の排出
- 妊娠・授乳などによる鉄の需要
- 偏食・ダイエットによる鉄の摂取不足

[症状]
①顔色が悪い
②倦怠感、動悸・息切れ
③めまい・立ちくらみ、頭痛
④口唇や口腔粘膜、眼瞼結膜が白っぽい
⑤爪が薄く割れやすくなる
　匙状爪（スプーンネイル；爪がスプーンのように反り返ってしまう）
⑥口角が切れる
⑦傷などが治りにくい

表❹　貧血を診断する数値 (日本医師会HPより)

	女性の正常値	男性の正常値
赤血球数（RBC）	380〜480万個/mL	410〜530万個/mL
ヘマトクリット値（Ht）	32.0〜42.0%	37.0〜48.0%
ヘモグロビン値（Hb）	11.5〜15.0g/dL	13.5〜17.0g/dL

＊赤血球数：血液中の赤血球数を示す。数値が低いと貧血が疑われる。月経による出血の増加や鉄分不足の場合も低値になることがある。
＊ヘマトクリット値：一定の血液に含まれる赤血球の割合。赤血球が減少すると数値も低くなる。
＊ヘモグロビン値：ヘモグロビン量を示す。貧血の指標としては、もっとも重要。

[治療法]
① 鉄剤の服用
② 食事療法
　以下の食品を含めた規則正しい食事をとる。
- 鉄を多く含む食品（レバー、貝類、海草、緑黄色野菜など）
- 鉄の吸収を助ける動物性タンパク質（牛肉、鶏肉など）やビタミンC（ほうれん草、柑橘類など）
- 血球の核を造るビタミンB12（レバー、卵、牛乳など）や葉酸（レバー、貝類、ブロッコリー、キャベツなど）

◆ 歯科での対応 ◆

- 一部の抗菌薬（セフゾン®、ニューキノロン系など）は鉄剤と同時に服用すると鉄剤の吸収障害を起こしやすい。
- 創傷治癒の遅延がみられるため、高度の貧血（Hbが7 g/dL台以下）の場合は応急処置にとどめ、改善を待ってから歯科治療を行う。
- 口角が切れやすいため、治療前にワセリンを塗布しておく。
- 鉄欠乏性貧血が進むと咽頭粘膜が萎縮し、嚥下障害がみられるようになる。

◘ うつ病

　うつ病とは、その名前のとおり憂うつになって気分が落ち込む心の病気です。女性のほうが男性の約3倍うつになりやすいといわれています。この年代の女性の場合、家事や育児と仕事の両立に疲れたり、自分の能力に自信がもてず精神的に追いつめられてしまったりする人にうつ病を発症するケースが多くみられます。

[原因]
　脳内の神経伝達物質であるセロトニンやノルアドレナリンなどの不足が関係しているといわれている。ストレスや過労、喪失体験などをきっかけに発病することが多い。

[おもな症状]
- 気力や活動性の低下
- イライラする
- 不安や焦りを感じる
- 今まで楽しめたことに興味がもてない
- 不眠、頭痛、めまい、吐き気
- 疲労、倦怠感
- 食欲がなくなる
- 決断力や集中力の低下
- 自己評価の低さや自責感
- 自殺願望

これらの症状が、午前中は強く、夕方から夜にかけて改善していくという日内変動があるのもうつ病の特徴である。

[治療]
①薬物療法
　抗うつ薬や睡眠薬、抗不安薬などを服用する。
②カウンセリング
③休養
　うつ病という病気であることを受け入れ、焦らずゆっくり治していくことが大切である。

[うつ病患者への接し方]
①話を聞いてあげる。
　つらい思いを聞いてあげることで患者の気持ちは楽になる。「そうだね」「つらいよね」と共感を示し、悲観的な質問に対しては「そんなことはない」ということをやんわりと伝えることが大切。
②１歩離れて見守る。
　四六時中付き添って世話をしていると、逆に患者の他人への依頼心を高めてしまう。症状が重いときには、自殺の危険性などを考え、目を離さないようにする必要もある。

表❺ うつ病になりやすい人

- ☐ まじめで几帳面、完璧主義
- ☐ 責任感・正義感が強い
- ☐ 社交的な反面、気が弱い
- ☐ 良心的で罪悪感を抱きやすい
- ☐ プライドが高い

③通院・薬の管理に気を配る。

　うつ病をきちんと治すには通院・服薬は欠かせない。しかし、本人は病気のためそれらのことを嫌がる傾向があるので、周囲が気を配る必要がある。

[うつ病患者に対して避けたい言動]
①励ましたり、叱咤激励する。
②外出や気晴らしに誘う。
③本人に決断を迫る。
④自分の不安やイライラをぶつける。
⑤重要なことを決定させる。
⑥できるだけかかわりを避ける。
⑦自分自身の時間をすべて費やす。

> ◆ **歯科での対応** ◆
>
> - 治療方針の決定を患者のみに委ねすぎない。ある程度選択肢をせばめて提案する形をとるとよい。
> - 悲観的なことや患者を否定するような表現には気をつける。
> - ブラッシング指導でも、「頑張って磨きましょう！」などと励ましたり、プレッシャーを与えたりする言い方は避けたほうがよい。
> - DH自身がそれと気づかず同化してしまうケースもあるので、傾倒しすぎず医療人として一線を画すことも必要。

♣ スーパーウーマン・シンドローム ♣

近年、働く女性をとりまく環境は多様化しており、結婚後や出産後も働き続ける女性や、高齢の親を介護しながら働く女性も増えています。女性の社会進出が認められてきた一方で、家事や育児は女性がすべきという社会通念がいまだに存在していることも事実です。そんななかで仕事と家庭の両立に悩み、それによってストレス症状を呈する状態を「スーパーウーマン・シンドローム」といいます。ストレスをためこまないためには、以下のことを心がけましょう。

①すべてのことを完璧にしようとせず、優先順位を考えてメリハリをつけたり、自分ができる範囲をはっきりさせる。
②夫や他の人に自分のつらさや悩みを相談し、仕事や家事を分担してもらう。
③1日のなかで、仕事や家事を忘れてリラックスする時間をもつ。

表❻　スーパーウーマン・シンドロームになりやすい人

□ すべてにおいて完璧主義
□ 理想が高い
□ 自分一人が我慢すればよいという気持ちが強い
□ 周囲の期待に応えようとする気持ちが強い
□ 他人に頼りたくない

(上島国利, 監修, 平島奈津子, 編: 女性のうつ病がわかる本. 法研, 東京, 2006. より引用改変)

◘過敏性腸症候群

過敏性腸症候群は、ストレスや極度の不安、緊張などによって起こる腹痛や腹部不快感、便通異常を総称したものです。心因性の病気であり、腸の機能に問題があるわけではありません。20〜30代の女性に多い病気といえます。

[原因]

大腸は、意思とは無関係に内臓の働きを調節している自律神経によってコントロールされている。しかし、過度の

緊張や不安といったストレスがかかると自律神経がくるって、腸の働きを混乱させてしまい、激しい腹痛や下痢、便秘を繰り返し起こしてしまう。

比較的几帳面でデリケートな性格の人に発病しやすい傾向があり、ストレス、転居や転職による環境の変化、過労や暴飲暴食などが引き金となって症状が現れる。

[症状]
①便秘型

腹痛や腹部の不快感がある。トイレに行ってもあまり便が出ず、出ても小さなコロコロの便になる。

②下痢型

ちょっとした緊張がきっかけで腹痛が起き、すぐトイレに行きたくなる。下痢や軟便が1日に何回も起こり、いつ便意をもよおすかわからない。そのため、通勤や通学中に何度も途中下車して駅のトイレに駆け込んだり、会議やテストの最中でも席を外さなければならなかったりする。また、普通の下痢と異なって、過敏性腸症候群では下痢止めを飲んでもあまり効かない。もっとも生活に支障をきたす症状である。

③便秘下痢交代型

下痢が数日続いたと思うと、次は便秘が数日続くといった症状を交互に繰り返す。

[治療]

あせらずゆっくり治療する。「きっと治る」と信じる気持ちも大切である。

①薬物療法

下痢や不安感などの症状を薬で抑える。

②カウンセリング

③食事療法

便秘型・便秘下痢交代型は食物繊維を積極的に摂ったほうがよい。下痢型の人は消化のよいものを摂ることから始

める。
　しかし、いちばんの治療は、心理的なストレスから解放されることである。
[普段の生活で気をつけること]
①規則正しい生活
　不規則な生活は自律神経の正常な働きを妨げる。1日3度の食事や早寝早起きなど、規則正しい生活を心がける。
②ストレスをためない
　適度なスポーツや趣味を楽しむなど、普段から気分転換を図るようにする。

☞更年期以降の女性が、女性ホルモンの欠乏によって下痢や便秘になりやすくなることがある。この場合は、ホルモン補充療法（HRT）を行うと症状が落ち着く。

◆ 歯科での対応 ◆

- 心理状態を考慮し、なるべくストレスを感じさせないように気を配る。
- 下痢型の場合は、いつ便意をもよおすかわからないため、トイレに近いユニットで治療を行い、できるだけ患者のそばから離れないように気を配る。

成人期

♣エストロゲンの働き♣

エストロゲンは、女性の女性らしい美しい曲線を作り、つやとはりのある肌を作るホルモンです。25〜45歳の頃の女性ホルモンの分泌が順調な成人期に大活躍します。

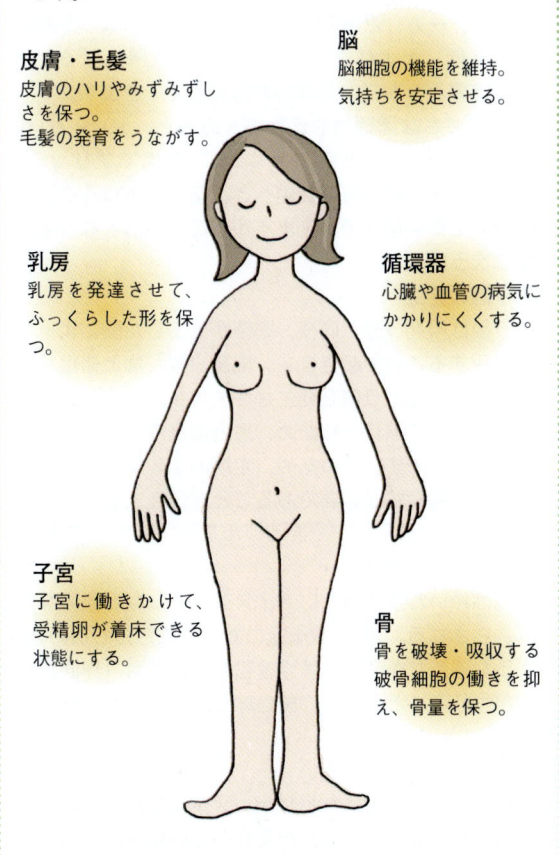

皮膚・毛髪
皮膚のハリやみずみずしさを保つ。
毛髪の発育をうながす。

脳
脳細胞の機能を維持。
気持ちを安定させる。

乳房
乳房を発達させて、ふっくらした形を保つ。

循環器
心臓や血管の病気にかかりにくくする。

子宮
子宮に働きかけて、受精卵が着床できる状態にする。

骨
骨を破壊・吸収する破骨細胞の働きを抑え、骨量を保つ。

成人期の口腔内の変化と歯科での対応

　成人期の患者に対する歯科診療の特徴を以下にあげます。

二次う蝕

　すでに詰めたり被せたりして治療してある歯が再びう蝕になること。一方、治療していない歯がう蝕になったものを「原発う蝕」とよびます。30～40代以降になると原発う蝕の治療よりも二次う蝕の割合が増えてきます。
　年齢別でおもな補綴物や修復物をみると、10～20代でインレー、40代頃からクラウン、50代でブリッジ、その後は部分床義歯から総義歯へと、年齢を重ねるごとに口腔内の人工物は増えていきますが、この原因となっているのが二次う蝕です。

✚二次う蝕の発生

　二次う蝕は原発う蝕と同様、細菌が放出した酸によって歯面が脱灰することで起きます。細菌や酸が歯と修復物の隙間から入り込み、う蝕を発生させますが、二次う蝕は修復物の影に隠れて進行するため、患者自身ではなかなか発見しにくいものです。そのため、定期的なX線写真によるチェックや定期健診が必要であることを伝えます。
[なぜ歯と修復物の隙間ができるのか？]
- 口腔内の過酷な環境
　口腔内は熱いお茶や冷たいアイスクリームなど急激な温度差にさらされる。また、数十kgにも及ぶ咬合力も加わる。このような過酷な条件下では修復物との継ぎ目（界面）に不具合が生じることがある。歯自体も摩耗したり欠けたりする。
- 修復物と歯質の素材の違い
　強い力が加わると歯はたわむが、メタル素材などは歯のようにはたわまない。こうした素材の違いが継ぎ目（界面）にギャップを生む。

[予防]

う蝕の原因、つまり口腔内の環境を改善しなければ、いくらう蝕を治療してもまた同じことを繰り返してしまうことになります。二次う蝕を予防するには、口腔内を清潔に保ってバイオフィルムを減らすことが重要です。

①歯科医院での定期的なメインテナンス

プロフェッショナルケアにて歯面のバイオフィルムを除去し、セルフケアの指導を行う。また、二次う蝕が発生していないかチェックする。

②セルフケア

「治療したから大丈夫」と安心せず、予防に意識を向けるよう導く。適切なセルフケアの方法を指導し、継続させる。以下の点に注意してセルフケアを指導する。

- 修復物周辺は天然歯以上に細菌の付着に注意しなければならないことが理解できるよう指導する。
- 修復物・補綴物の種類や形態などに合わせて補助的な用具を使用する（デンタルフロス、歯間ブラシ、ワンタフトブラシなど）。

♥唾液の重要性

唾液にはさまざまな働きがあります。なかでも二次う蝕の予防には「唾液緩衝能」が重要です。これは、細菌がバイオフィルム内に産出する酸を中和する働きです。正しい予防法を行うことでバイオフィルムが減り、細菌が減ればこうした唾液の自然な修復システムがうまく働き、う蝕ができにくくなって二次う蝕の予防にもつながるのです。

審美歯科

口元の美しさはその人全体の印象に影響します。とりわけ白くてキレイな歯は若々しく健康で美しいイメージを与えるものです。とくに 20 〜 40 代の女性で自分の歯の色を気にしている人は多く、ホワイトニングを希望する人が多いと思われます。

歯を白くする方法はいくつかありますが、着色・変色の原因や、患者の希望などによっても方法は異なるため、歯科医院でしっかり相談して取り組んでいくことが必要です。

✚歯の着色・変色の原因と対応

歯の着色・変色の要因には外的因子と内的因子があります。表❶にそれぞれの原因についてどのように対応するかをあげました。

表❶　歯の着色・変色の要因と対応

外的因子	対応
①う蝕	う蝕治療
②口腔内清掃不良	ブラッシング指導、PMTC
③ステイン	PMTC
④金属イオンによる着色	補綴処置

内的因子	対応
①遺伝性疾患……エナメル質形成不全など	補綴処置
②代謝異常疾患……カルシウム代謝異常、先天性梅毒など	ホワイトニング、補綴処置
③歯の外傷（歯髄壊死、失活歯髄）	ウォーキングブリーチ
④内部吸収（ピンクスポット）	ただちに抜髄後ウォーキングブリーチ、補綴処置
⑤加齢によるもの	ホワイトニング、補綴処置
⑥化学物質・薬剤……テトラサイクリン系抗生物質の服用など	ホワイトニング、補綴処置

成人期の口腔内の変化と歯科での対応

＋歯を美しくする方法

さまざまな方法がありますが、侵襲性の少ない方法から順番にあげます。

①メイキャップ
- ファンデーション……濃い色を使うと、相対的に歯が白くみえる。
- 口紅の色……歯の色や歯並びに自信がない場合は、肌色に近い色を使うと口元が目立たない。逆に歯並びに自信のある人は、鮮やかなピンクや真っ赤な口紅を使うことで、ポイントが口元にきて歯の美しさが際立つ。
- アイメイク……口元に自信がない場合は、アイメイクをしっかり行い、目元の印象を強くすることで視線が目元に集まり、口元が目立たなくなる。

② PMTC：professional mechanical tooth cleaning

歯科医院で専門的な器具とペーストを使用して、歯の表面に付着した細菌の塊（バイオフィルム）や着色を徹底的に除去する方法。う蝕や歯周病の予防にもなる。自分の歯の本来の色を取り戻す方法であって、それよりもさらに白くする方法ではない。

③歯のマニキュア

エナメル質に侵襲を与えることなく、その日のうちに歯の色調を改善することができる暫間的なコーティングのこ

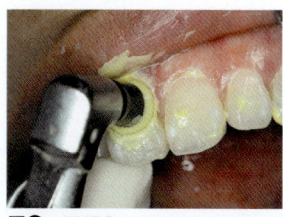

図❶　PMTC

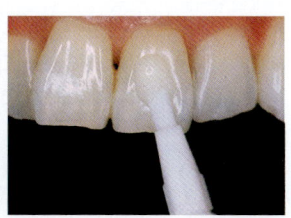

図❷　歯のマニキュア

と。通常1〜3ヵ月もち、とりたいときにはすぐに剥がすこともできる。咬合に関与する下顎や咬合面には塗布できない。
　次のような場合に適している。
- 変色したレジン前装冠の前装部
- 笑ったときに見えてしまう臼歯部の金属修復物
- 歯の艶を出したい場合
- 歯を白くするとどんな感じになるか試したい場合

④ホワイトニング／ウォーキングブリーチ
- ホワイトニング

　薬剤を使用して、天然歯を歯の外側から漂白する方法。オフィスホワイトニング（歯科医院で行う方法）と、ホームホワイトニング（歯科医師・歯科衛生士の指導のもと、患者自身が自宅で行う方法）の2種類がある。
- ウォーキングブリーチ

　外傷などにより歯髄壊死した歯や、失活歯で象牙質が変色した歯を内側から漂白する方法。歯に穴を開け、薬剤を入れて仮蓋をし、何度か薬剤を取り替えて行う。

⑤ラミネートベニア
　天然歯のエナメル質を一層削り、表面にセラミックスの薄いシェル（補綴物）を貼り付けて歯の色調や形を改善する方法。この方法には以下の利点がある。
- エナメル質を残し、象牙質を保護することができるので、歯に負担が少ない。
- 歯の裏側は天然歯のままなので、咬み合わせにも影響がでない（咬み合わせによっては貼り付けた部分がダメージを受ける場合や、歯ぎしりのある人には向かない場合もある）。
- セラミックスはエナメル質同様半透明なので、天然歯の色が適度に透けて仕上がりが自然に見える（歯の色が濃いと透けて見えてしまうので、シェルを貼る前にホワイトニ

ングなどで色調を整えておくとさらに美しく仕上がる)。
⑥審美補綴
　すでに装着しているクラウンは人工物なので漂白することはできない。このような場合は歯の色調に合わせてクラウンを作り替えることになる。
- 硬質レジン
　前歯に限り保険が適用される。白い部分の材質はプラスチックなので、年月が経つと変色や摩耗を起こしやすい。
- ハイブリッドセラミックス
　樹脂(プラスチック)にセラミックスを混ぜたもので、硬質レジンよりも強度に優れている。金属を使用しない場合、金属アレルギーの人にも対応できる。
- メタルセラミックス
　金属の骨格の上にセラミックスを焼き付けたもので、ハイブリッドセラミックスよりも色調と強度に優れ、変色や摩耗もない。
- オールセラミックス
　メタルセラミックスの金属の骨格部分をより強度があるセラミックスで作る。最新のコンピュータ機器を使ってデザインをし、精密に作製する。金属アレルギーにも対応している。

がん治療患者

　成人期の患者のなかには抗がん療法を受けている人も多いため、歯科診療においては以下の点に注意し、対応します。
①リンパ浮腫
　子宮がんでは足のむくみ、乳がんでは腕の腫れや痛み、肩の運動障害などが起こる。発症時期は術後すぐから10年後などさまざまである。これらに対してはマッサージやリハビリが効果的である。

冷房などで体を冷やしすぎないよう、肩掛け、膝掛けなどを使用する。
- 子宮がん：チェアを倒すときは足をできるだけ心臓よりも高い位置にする。
- 乳がん：歯磨きの動作もリハビリになる。チェアの肘掛けにクッションを置き、その上に腕を置く。注射や点滴は手術をしていない側の腕にする。

②嘔吐・下痢

抗がん剤や放射線療法の初日から2～3日に起こりやすい。吐き気がするときは無理に食べなくてよい。
- 口あたりがよく消化のよいものを中心に食べる。
- 水分をこまめに摂る（脱水の予防）。
- 腹部が冷えないように、膝掛けなどを腹部に掛ける。
- 胃酸の逆流による歯牙の脱灰に注意する。嘔吐した場合は水で口をよくすすいでもらう。

③白血球・血小板の減少

抗がん剤投与から1～2週間後に起こりやすい。
- 白血球減少により細菌感染を起こしやすくなるため、う蝕や歯周病に注意する。
- 血小板減少により止血しにくくなり、歯肉から出血することがある。観血処置はできるだけ避ける。

④口内炎
- 歯磨き・うがいをこまめに行い、口腔内を清潔に保ってもらう。
- むし歯など歯科治療はなるべく抗がん剤治療前にすませておく（口内炎が起こると治療が難しくなる）。

中年期

中年期は成人として中くらいの時期にあたります。
一般的には40代から50代を指しますが、
この時期は身体的、社会的、家庭的、心理的に変化が多く、
自分の能力の限界も見えはじめ、
抱いていた希望と現実のはざまで揺れ動く時期です。
したがって、
老いと死に向かって衰えていく時期と思いがちです。
しかし平均寿命はどんどん延び、
いまや人生80年の時代です。
これからは中年期を、新たな価値観にそって、
自分自身を作り上げていく充実の年代ととらえたいものです。

中年期の特徴

家庭環境では、子どもの親離れが始まり、また老親の介護が必要になることもあります。このように家庭のなかのルールや役割が移り変わり、家族のなかに揺れが起こってくる時期です。

また、職場環境では、学習する立場から、人を教え、指導する役割に転換を求められます。地位の限界もみえはじめ、理想と現実のはざまで揺れ動くこともあります。

このような役割の変化や、体力的な衰えなどから、今までのやり方ではどうもうまくいかないと感じはじめ、自分の生き方、あり方そのものについて、見直しを迫られ、悩み多い時期でもあります。

心理的側面

◆精神疾患

現在では夫婦共働きの世帯が増えているので、育児に積極的に参加する男性の数が増えていますが、それでもやはり多くの家庭で家事、育児の負担が父親よりも母親に大きくかかっています。人生の短くない時間を費やして育児の仕事（役割）を果たしてきた中年期の女性にとって、育児は大きな精神的負担であると同時に、大きな喜びや達成感を感じさせてくれるものでもあります。

この年代に気をつけたい精神疾患には、以下のものがあります。

①空の巣症候群

「子どもの就職、結婚といった社会性自立の達成による母親役割の低下、終結」により発症する症候群であり、家庭における自分の存在意義を子どもに対する母親としての役割に結びつけている女性ほど発症リスクが高くなる。

人生に対する空虚感、無意味感、喪失感を強める症候群で、頭痛、腹痛、めまい、肩こり、腰痛など不定愁訴としての身体症状を伴うこともある。

②台所症候群

　家庭での家事、育児の仕事を全面的に引き受けている女性が、『母親・妻の役割行動』によって規定されるアイデンティティに疑問を抱いて家事全般に強いストレスを感じ始めたときに発症しやすい症候群である。台所に立って食事の支度をしようとすると、急にめまいや吐き気、頭痛が生じたり、炊事の片付けをしようとすると突発的な不安感が襲ってきたりして家事全般に対する意欲や関心を失っていく。

③キッチン・ドランカー

　生活の大部分を家庭で過ごす専業主婦が自分自身の家族アイデンティティに疑問を感じ、現在の生活状況に無意味感を感じたときに陥るアルコール依存症。家事、育児をいつもどおりに行いながら、家族にも気づかれないうちにアルコール依存症になっていることもある。

④主人在宅ストレス症候群

　「定年退職になった夫、一時的失業状態にある夫、自営業の夫」などが長時間家にいて、妻に束縛感、不自由感、居心地の悪さを感じさせる精神的ストレスを与えることによって生じる症候群である。この症状は更年期障害と同じく、千差万別の心身症状であり、情緒不安定のイライラ感や不快な抑うつ気分、不安感、焦燥感が慢性的に生じる。

⑤燃え尽き症候群

　一般的に「家庭での家事、育児」と「会社での仕事、昇進」を両立させるために、必死に限界以上の力を発揮して働いている女性に多く発症するといわれているが、過度の介護疲れや夫の度を超えたわがままなどがある場合には、専業主婦であっても燃え尽き症候群の状態に陥る場合がある。

⑥依存症

　依存症として、タバコはアルコールや薬物に比べ、社会的に大きな問題を引き起こすとは思われていないが、タバコに含まれるニコチンは、ヘロインやコカイン、アルコールに匹敵する強力な依存物質である。ニコチンは口腔粘膜や皮膚からも吸収され、ニコチン中毒になると、一定量の血中のニコチン濃度を保っていないと、不安やいらつき、眠気、不隠などが起こる。女性は男性に比べ、臓器が小さいことから依存症になりやすい。

　近年女性の喫煙率が増えるなか、喫煙は歯周病の疾患感受性を高めるリスクファクターであり、喫煙者は非喫煙者に比べ歯周病になりやすいことが疫学的にわかっている。喫煙量、喫煙歴などで異なるが、禁煙をすることでリスクが下がることも明らかとなった。

- 禁煙のアプローチ

　禁煙がむずかしいのは、タバコに含まれるニコチンへの薬物依存である「身体的依存」と、喫煙習慣による「心理的依存」の2つの依存を同時に克服していかなければならないからである。

✚タバコの害…「どうしてタバコはダメなの？」

①口腔内を栄養失調状態にする

　ニコチンには末梢神経収縮作用がある。そのため、歯周組織の血流が悪くなって十分な酸素や栄養の供給が困難になり、口腔内の諸組織が栄養失調状態になる。

②口腔内を酸素供給不足にする

　ヘモグロビンは酸素と結合し、酸素ヘモグロビンとなって口腔内の諸組織に酸素を供給する。しかし、タバコの煙に含まれている一酸化炭素は酸素の約200倍の速さでヘモグロビンを乗っ取り、ヘモグロビンを一酸化ヘモグロビンへと変性させる。

その結果、本来のヘモグロビンの酸素供給能力が低下し、口腔内諸組織の活性化が阻害されることになる。

③歯肉の硬化と線維化を進行させる

ニコチンの血流阻害やCOの粗粒子の作用により、歯周組織への刺激や血管内腔への傷害などが引き起こされ、その結果、歯肉がごつごつした状態になる。そのため、ポケット内の疾患の進行具合が表面に現れにくくなり、発見の遅れ、ひいては治療が手遅れになる可能性が生じる。

④白血球の活動機能を抑制する

歯周病を起こす細菌を捕食する白血球の機能が、タバコに含まれる有害物質によって50％も弱められる。そのため、白血球の細菌に対する貪食機能、防御機能が弱まり、炎症が悪化する。

⑤線維芽細胞の造成を妨害する

歯周病の回復に必要な歯周再生細胞の働きや発生が妨げられる。

⑥免疫力を低下させる

全身の免疫力が衰え、歯周病への抵抗力も下がる。

⑦唾液分泌低下に伴う害毒の中和力阻害・細菌の繁殖抑制阻害

ニコチンにより唾液の分泌が低下する。その結果、唾液の希釈作用や中和作用、細菌の繁殖を抑える作用が減退し、プラークの付着、歯石の沈着増進の原因になる。

⑧スモーカーズメラノーシス

歯肉や粘膜に色素沈着を起こす。

⑨血中のビタミンCの破壊に伴う殺菌、静菌作用の阻害

⑩喫煙は口腔内疾患を惹起する

白色浮腫、ニコチン性口内炎、白板症、口腔がん、急性壊死性潰瘍性歯肉炎、難治性歯根膜炎、毛様舌、歯肉の変化、褐色・黒色化（スモーカーズメラノーシス）創傷治癒の遅延、口臭、など。

身体的側面

体力に限界を感じたり、疲労回復に時間がかかったりということが現実的に起こってきます。それらのことにより、健康に関心が増す時期でもあります。また、生活習慣病（高血圧、糖尿病など）が起こりやすくなるのもこの時期です。また、女性の場合は、閉経などの生理的な変化も大きく影響してきます。

◘高血圧

高血圧のほとんどは原因がわからず、高血圧者の90～95％は本態性高血圧症といわれています。本態性高血圧症は時に若い人にもみられますが、女性の場合、多くは更年期前後から現れます。

[症状]

高血圧そのものは自覚症状が少ない。頭の重い感じ、頭痛、めまい、肩こり、動悸や「のぼせ」などを感じる人もいるが、必ずしも血圧の高さと比例しない。高血圧が進行して、脳や心臓や腎臓などに変化が起こってくるまで、自覚症状は少ない。

[原因]

本態性高血圧は、遺伝子の関与、肥満、塩分、アルコール、ストレスが関与していると考えられている。

[治療]

降圧薬を用い、脳梗塞や、心筋梗塞などの合併症の予防に抗凝固薬や抗血小板薬を併用することも少なくない。

表❶　高血圧の基準値

診療室	家庭
収縮期血圧	収縮期血圧
140 mm Hg 以上	135 mm Hg 以上
拡張期血圧	拡張期血圧
90 mm Hg 以上	85 mm Hg 以上

高血圧症の診断基準（1999年 WHO/ISH より引用改変）

表❷ 歯肉肥大を誘発する薬物

Ca拮抗薬 (降圧薬)	ニフェジピン	アダラート
	ニカルジピン塩酸塩	ペルジピン
	ジルチアゼム塩酸塩	ヘルベッサー
	ベラパミル塩酸塩	ワソラン

[口腔内への影響]

高血圧が口腔に直接影響することはないが、降圧薬により、薬物性歯肉肥大を引き起こす可能性がある（**表❷**）。

[対処法]

必要に応じて、歯肉切除術を行う。もし、可能であれば、歯科医師とともに主治医に薬物の変更について相談してみるのもよい。

◆ **歯科衛生士の対応** ◆

精神的緊張が血圧に影響するため、処置中の痛み、不安、緊張をできるだけ軽減できるよう、患者への心遣いが大切である。また、必要に応じて治療中にモニタリングを行い、患者の血圧の変化に配慮する必要がある。

・発作等への対応

血圧が160/95 mm Hg以下であれば通常の歯科治療は可能。治療中に血圧が上がってしまった場合は、ユニットを少し起こして半座位にし、酸素吸入を行い、安静にする。また、緊急時には、降圧薬や血管拡張薬を用いる。

◘骨粗鬆症

骨粗鬆症とは、骨量の低下と微細構造の変化により骨がもろくなり、骨折が起きやすくなる疾患です（p.124、150参照）。

[症状]

骨折が起こると痛みが出て、行動範囲の制限につながる。

[原因]

骨粗鬆症は閉経後の女性に多く、女性ホルモンの減少に

関連している。また、加齢も関与する。その他に、ステロイドの長期服用や透析、甲状腺機能亢進症や糖尿病が骨粗鬆症の原因となる。

[治療]

食事療法や運動療法に加えて薬物療法を行う。女性ホルモンの減少がみられる場合は、更年期障害に準じた薬物療法を行う。

[口腔内への影響]

BP 系薬剤には注射用製剤と経口製剤があるが、現在、国内ではおもに経口製剤を使用している。しかし、近年、BP 系薬剤服用による顎骨壊死が注目されている。BP 系薬剤は破骨細胞の働きを抑え、骨吸収を強力に抑制するが、同時に骨改造も妨げるため、口腔内に骨が露出すると創の治癒が遅れ、これに感染が加わることにより、骨壊死が起こる。発生頻度は低いものの、難治性および進行性で抜歯やインプラント治療などが誘因となるといわれている。

◆ 歯科衛生士の対応 ◆

弱い力で骨折が起こるため、移動時の転倒や打撲に注意する。脊椎や腰椎の変形があったり痛みを伴う場合は、治療時の体位に配慮し、短時間の治療とする。また、骨粗鬆症患者は歯周病の活動性が高く、進行も早いとされていて、歯槽骨吸収も著明である。予防や治療には日常の食生活に注意し、食事は1日3回とること、骨の形成に必要な栄養素をとることなどを心がける。また、運動により骨に負荷がかかり骨密度が増加するため、適度な運動も必要である。

◘糖尿病

糖尿病は、大きく1型糖尿病（インスリン依存型）と、2型糖尿病（インスリン非依存型）に分けられます。

1型糖尿病（インスリン依存型）は、何らかの原因で膵臓のβ細胞が破壊され、体内でインスリンが作られないた

表❸ 血糖コントロールの指標と評価

指標	コントロールの評価とその範囲					
	優	良	可		不可
			不十分	不良	
HbA1c (%)	5.8未満	5.8〜6.5 未満	6.5〜7.0 未満	7.0〜8.0 未満	8.0 以上
			6.5〜8.0未満		
空腹時 血糖値 (mg/dL)	80〜110 未満	110〜130 未満	130〜160未満		160 以上
食後2時間 血糖値 (mg/dL)	80〜140 未満	140〜180 未満	180〜220未満		220 以上

(寺西邦彦,山口幸子:歯科衛生士臨床ビジュアルハンドブック.クインテッセンス出版.東京,2010.より引用改変)

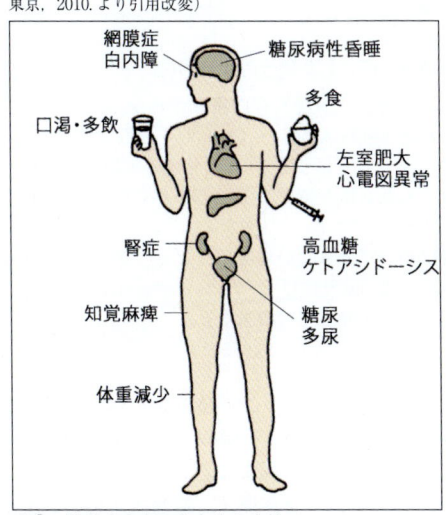

図❶ 糖尿病患者の全身的な症状(一戸達也:口腔と全身の関連からみた有病者歯科治療のチェック POINT. DHstyle, 7(5):28.より引用改変)

めに起こります。そのため、治療はインスリン療法をとります。

70mg/dL	空腹感、あくび、悪心
↓	
50mg/dL	無気力、倦怠感、計算力減退
↓	
40mg/dL	発汗(冷汗)、動悸(頻脈)、ふるえ、顔面蒼白、紅潮
↓	
30mg/dL	意識消失、異常行動
↓	
20mg/dL	けいれん、昏睡
↓	
10mg/dL	

☞うがいの際に、患者さんの手元が震えていないか要観察！

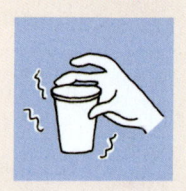

図❷　糖尿病患者の治療中にみられる緊急事態（寺西邦彦，山口幸子：歯科衛生士臨床ビジュアルハンドブック．クインテッセンス出版，東京，2010．より引用改変）

> ☞**低血糖を起こした場合の緊急対応**
>
> ①ブドウ糖5～10gを経口摂取させる。または、ブドウ糖を含む清涼飲料水150～200mLを摂取させる。
> ②すぐに立ち上がらせず、30分ほど安静にさせる。15分経っても低血糖が持続しているようであれば、再度同量を摂取させる。
> ③経口摂取ができない場合は、ブドウ糖または砂糖を口唇と歯肉の間に貼り付ける。
> 　ただちに医療機関へ搬送する。

　2型糖尿病（インスリン非依存型）は生活習慣が引きがねとなり、起こります。日本人の糖尿病の大部分を占め、中年期以降に多くみられます。
　治療法としては、食事療法、運動療法を行いますが、生活習慣の改善を行っても血糖値の改善がみられない場合には、インスリン療法を行います。

[糖尿病患者の口腔内]
①歯周組織の修復の遅延と易感染・歯肉の炎症所見と歯周病の重症化
②唾液の分泌量の減少による自浄作用の低下・口腔粘膜や舌の灼熱感
③高いう蝕活動性

> ◆ 歯科治療の注意点 ◆
>
> 歯科治療は空腹時を避け、午前中、午後の早めの時間にアポイントをとるようにする。また、来院時は薬、食事をきちんととったかを確認する。

◘心疾患

三大成人病の1つである心疾患は、日本人の死亡率の上位を占める疾患で、さまざまなものがあります。

①虚血性心疾患

心筋に栄養を送る冠状動脈の血流が妨げられて心臓に障害を起こすのが虚血性心疾患で、冠状動脈が狭くなり、血液の流れが少なくなる狭心症と、冠状動脈が完全につまり、血液がその先の心筋にいかなくなる心筋梗塞がある。心筋梗塞は心筋の一部が壊死するため狭心症よりも重症となる。

[症状]

狭心痛、締め付けられるような痛みや圧迫感。痛みは前胸部がもっとも多いが、他の部位にも生じることがある。発作は15分以内に消失する。

狭心症では胸痛の持続時間は数分から十数分程度であるが、安静にしていても30分以上胸痛の持続する場合は、急性の心筋梗塞を強く疑う。左肩や顎への放散痛が特徴的で、歯痛や左上腕の重い感じのみを訴えることもある。

他にも動悸、不整脈、呼吸困難、頭痛、嘔吐などの症状がある。症状を放置した場合、心筋梗塞、心室細動などを

引き起こす場合がある。
[原因]
　心筋梗塞は、動脈硬化のある冠状動脈に血栓ができて血管が詰まって起きる。動脈硬化の原因には高血圧、高脂血症、糖尿病、肥満、喫煙などがある。
[治療]
　狭心症にはニトログリセリンが有効である。発作時のため、舌下錠やスプレー薬剤などがある。また、心筋梗塞の予防として、抗凝固薬や抗血小板薬が用いられる。また、降圧薬や抗不整脈薬を服用している患者も少なくない。

②不整脈
　脈拍のリズムが乱れた状態で、一時的なものから、突然死を招くような命に危険性が生ずることもある。
[症状]
　まったく無症状の場合、無症候性不整脈、症状のある場合には症候性不整脈と呼ぶ。症状としては、動悸、めまい、失神、胸部違和感、息ぎれ、胸痛などがある。
[治療]
　薬物療法、ペースメーカー埋め込み

◆ **歯科治療の注意点** ◆

歯科治療を含むさまざまなストレスに対して発作が起きやすいため、発作後6ヵ月以内の歯科処置は応急処置にとどめる。処置をする場合、万が一に備え、モニタリングし、発作の時期、間隔を問診する。また、治療を始める際には服用薬について必ず問診を行い、ニトログリセリン製剤を処方されている場合は必ず持参していただく。狭心症発作の場合は、ニトログリセリンを服用すると5分以内に効果が現れるが、15分以上治まらない場合、心筋梗塞が疑われるので、早めに救急車を呼ぶ。

◆ 歯科衛生士の対応 ◆

服用薬やペースメーカー使用の有無について問診する。ペースメーカーを使用している患者には電磁機器が使用できないため、電気メスや超音波スケーラーの使用は原則として禁忌である。

◘ メタボリックシンドローム

メタボリックシンドロームは内臓脂肪症候群ともいわれ、近年の高い脂肪食、運動不足などのエネルギー過剰に陥りやすい欧米型生活習慣により、内臓脂肪型肥満が起こり、高血糖、高脂血症、高血圧などさまざまな病気を引き起こしやすくなった状態を指します。

その結果、心臓病や脳卒中といった命にかかわる病気の危険性が急激に高まる病態を示す1つの疾患単位で、中高年に多い疾患です。

臍周りのウエストサイズが 男性 85 cm 以上、女性 90 cm 以上 (内臓脂肪面積 100 cm² 以上に相当)

＋

次の項目のうち2つ以上あてはまるとメタボリックシンドロームと診断される
①脂質
中性脂肪が 150 mg/dL 以上、HDL コレステロール値が 40 mg/dL 未満のいずれか、または両方
②血糖値
空腹時血糖値が 110 mg/dL 以上
③血圧
収縮期(最大)血圧 130 mm Hg 以上、拡張期(最小)血圧 85 mm Hg のいずれか、または両方

図❸ メタボリックシンドロームの診断基準

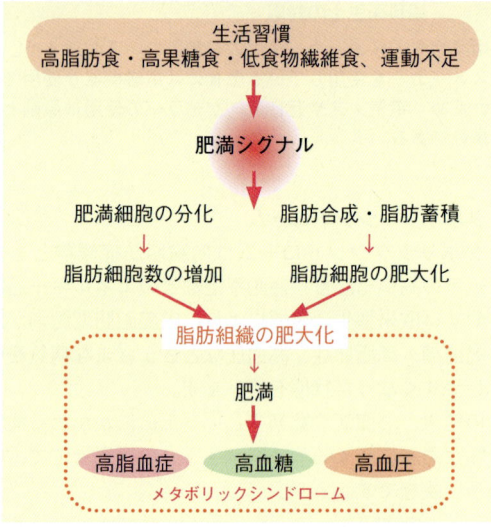

図❹ メタボリックシンドロームと生活習慣の関係

　「健康日本21」において生活習慣病のひとつとして規定されている歯周病は、メタボリックシンドロームによって、その発症、進展が増強されると考えられています。歯周病原性細菌が他の臓器に感染する歯性感染症、あるいは歯周病巣の細胞が過剰につくりだしたケミカルメディエータや、活性化された白血球が血管を介して動脈硬化を悪化させ、脳梗塞、心筋梗塞など重篤な病態に導くことが明らかにされました。

◘歯周病と肥満
　体脂肪を調整したり、いわゆる満腹中枢を刺激して食欲を抑制する役割を果たしているものに、レプチンというホルモンがあります。このレプチンの作用を、炎症により産

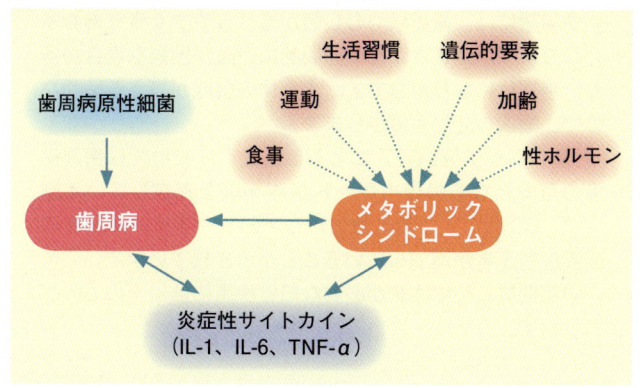

図❺ メタボリックシンドロームと歯周病

生されるサイトカインであるTNF-αやIL-6などが抑制すると、食欲が抑え切れず食べすぎてしまうということが起こり、結果、肥満につながると考えられています。
　歯周病の予防と治療は従来の局所的な領域だけに取り組むのではなく、全身的な健康管理をとおして実施する必要があります。そのなかでも食生活は生活習慣病の発症や進展に深く関与していますので、以下の点に注意しなければなりません。
- 「いつでもどこでも好きなだけ食べられる」といった食事時間と内容の乱れ
- 食事の多様化などによるエネルギーの過剰摂取
- 栄養の欠乏状態となるバランスの偏り

　さらに、歯周病罹患歯が多くなると、食物をよく噛めずに咀嚼回数が少なくなるため、満腹中枢が刺激されず食べすぎてしまうという悪循環に陥りやすくなります。「ダイエットのための歯周治療」という時代がくるかもしれません。

中年期の口腔内の変化と歯科での対応

　中年期には、歯周病やむし歯が進行しやすく喪失歯も多くなります。働きざかりで時間的に通院が困難な場合が多く、手遅れになりがちです。また体の機能が衰える時期なので、唾液の分泌も減少します。

　「歯科疾患実態調査」によると、日本においては歯周疾患の目安となる歯周ポケットが4㎜以上存在している割合が、50代の人で約半数に達しており、また、高齢者の歯周疾患患者が増加していることが示されています。

　中年期にとくに注意が必要な口腔疾患には以下のものがあります。

歯周病

　歯周病とは、歯周組織が歯垢（プラーク）に含まれている歯周病原性細菌に感染し、歯肉が腫れたり、出血したり、最終的には歯が抜けてしまう病気です。50代では9割が罹患しています。

　口腔内の清掃状態が良いにもかかわらず、歯周疾患が進行していたり、清掃状態が悪いのに、歯周疾患の進行があまり顕著ではない場合があります。この場合、清掃状態の悪さは、歯周疾患の悪化するリスクファクターの1つで、リスクファクターはその他に、細菌因子、環境因子、宿主因子に分類されます。

➕細菌性因子

　歯周病はバイオフィルム感染症です。口腔内には500種類以上の細菌がいるといわれていて、10種類程度の細菌が歯周病に関連しています。なかでも *Porphyromonas gingivalis*、*Actinobacillus actinomycetemcomitans*、*Tannerella forsythensis*、*Treponema denticola* は、重症度の高い部位から多く検出されます。

➕宿主因子

　宿主因子とは、免疫力が弱いことや、汚れのたまりやす

い形態など、口の中や体の問題のことをさします。

[全身的因子]
①年齢

老化に伴い、免疫力の低下、組織の再生能力が低下する。

②性別

妊娠時は性ホルモンを栄養源にする *Prevotella intermedia*、*Prevotella nigrescens* により歯肉炎が起きやすくなる。また、侵襲性歯周炎は女性に多いといわれている。また閉経後の骨粗鬆症はエストロゲンの低下によるものが多いとされ、歯周疾患にも関連しているといわれている。

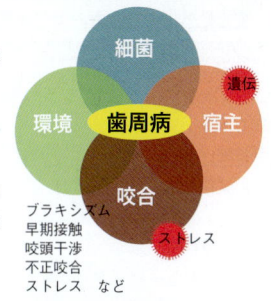

図❶ 歯周病のリスクファクター（寺西邦彦，山口幸子：歯科衛生士臨床ビジュアルハンドブック．クインテッセンス出版，東京，2010．より引用改変）

③全身疾患

糖尿病は歯周病と関連がある。糖尿病に罹患している患者は、好中球の機能が低下し、また末梢血管が肥厚して血流が悪く、組織の治癒も遅くなる。

- 血糖：血中のブドウ糖濃度のこと。通常空腹時に測定する。

  基準値；空腹時血糖値　60～110/dL

- HbA1c：糖と結合しているヘモグロビンの比率。

  ヘモグロビンの寿命は約120日。過去4ヵ月間の血糖コントロールで判定が可能。

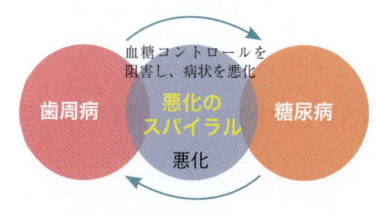

図❷ 歯周病と糖尿病の悪化のスパイラル（寺西邦彦，山口幸子：歯科衛生士臨床ビジュアルハンドブック．クインテッセンス出版，東京，2010．より引用改変）

表❶ 咬合性外傷の口腔内およびX線写真上のチェックポイント

口腔内	X線写真上
以下にあげるもののうち1つまたは複数が含まれる	以下にあげるもののうち1つまたは複数が含まれる
①動揺の増加	①歯根膜腔の拡大
②早期接触	②骨の喪失(根分岐部/垂直性/全周性)
③著しい咬耗	③歯根吸収
④深いポケットの形成	④歯槽硬線の変化(消失・肥厚)
⑤歯の病的移動	⑤セメント質の肥厚
⑥アブフラクション(くさび状欠損)	
⑦温度に対する知覚過敏	
⑧破折歯(数歯)	

(寺西邦彦,山口幸子:歯科衛生士臨床ビジュアルハンドブック.クインテッセンス出版,東京,2010.より引用改変)

基準値;6％

逆に歯周病の治療によって歯周組織の炎症が改善すると、インスリンが働きやすい状態になって、血糖コントロールが改善する可能性があると報告されている。

[局所的因子]

歯石、歯の形態異常、歯列不正、食片圧入、不適合修復物、軟組織の異常など。また、矯正装置があると汚れがたまりやすくなる。

✚咬合性因子

咬合力によって起こる歯周組織の組織的変化のことを咬合性外傷といって、過度の咬合圧は歯周組織の破壊を助長させます。プラーク、歯石がないのに深いポケットを形成している場合、咬合力が強いことが考えられます。口腔内をよく観察して、咬合性外傷を見つける目を養うよう心がけましょう(表❶)。

✚環境因子

環境因子として影響の大きいものに、喫煙と薬物があります。

①喫煙

喫煙はリスクファクターのなかでもかなり大きな要因である（p.98参照）。喫煙者は2〜8倍の速度で歯周組織が破壊されるが、肉眼的に炎症の徴候は少ないので注意が必要である。

能動喫煙のみならず、受動喫煙、環境喫煙等、現在社会問題になっている。禁煙が1年以上継続できる確率は20〜30％との報告もあり、喫煙者に対しては、動機づけをしっかり行い、個人個人の認識にあった生活習慣の改善を提案する必要がある。

②薬物

降圧薬、抗てんかん薬のなかには、歯肉増殖を起こす薬剤もある。アルコールは、分解するときに出るアセトアルデヒドが歯周組織に悪影響を及ぼすといわれている。

➕清掃

清潔な状態を保つためには以下の方法があります。

①プラークコントロール

文字どおりプラークをコントロールすることだが、ブラッシングだけではなかなかうまくいかないことが多い。さまざまな要因を考え対処する。

②自浄作用

口腔は咀嚼などのさまざまな運動によって口腔内を自然に清掃している。

- 唾液：唾液の流れによる自浄作用で、ある程度プラークは自然に落ちるが、中年期を迎えると、唾液の分泌量が減ってくる。
- 自浄性が及びやすい部位：歯の切端、咬頭、頬舌面の豊隆
- 及びにくい部位：咬合面裂溝、歯頸部、隣接面、舌背
- 清掃性食品と停滞性食品：リンゴや少し歯ごたえのある肉などは清掃性食品といわれ、咀嚼することでプラークを排除しやすい。またキャラメルやケーキ、チョコレートな

どは歯面に付着しやすく、プラークの停滞を招きやすい食品である。このように、唾液の減少などでプラークのつきやすい患者は、食生活の見直しが必要な場合もある。

③物理的プラークコントロール

　患者は磨きやすいところだけを磨いている。時間をかけるだけではだめ。患者の癖を見つけ、磨き残しがないように、磨き残しそうなところからあらかじめ磨くよう指導する。また、歯肉を直接こする患者には、歯肉が退縮しやすいことをしっかり説明する。大きなストロークは歯肉にあまりよくない。オーバーブラッシングにならないよう注意する。

　ブラッシング法としては以下のものがある。

- クール法：磨き残しを少なくするために順序を決めてすべての歯牙をまんべんなく磨く方法。
- バス法：毛先を歯軸に対して45°の角度で歯肉溝に少し挿入し、数ミリの範囲で小刻みに振動させるように動かす。
- つまようじ法：歯間部に毛先を挿入し、引く。この動作を繰り返す。

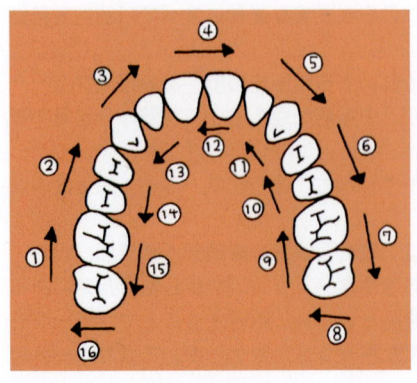

図❸　クール法：磨き残しを少なくするためのブラッシング法

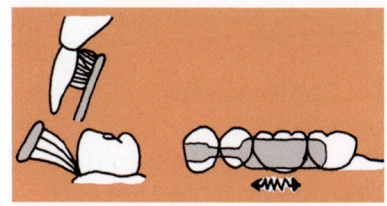

図❹ バス法：毛先を歯軸に対して45°の角度で、歯肉溝に少し挿入し、近遠心方向に数ミリの範囲で小刻みに振動させるように動かす。毛先はあまり動かさない

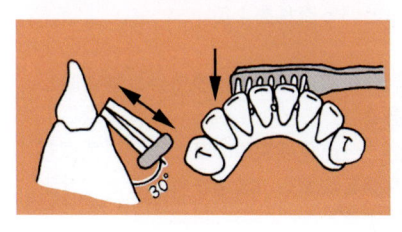

図❺ つまようじ法：歯間部に毛先を挿入し、すぐに引く。この動作を繰り返す。歯肉側の毛先のみ挿入するつもりで行うとよい

根面う蝕

歯周病の影響で歯肉が下がっていくと、歯根が露出します。露出した歯根は、エナメル質におおわれた歯冠と比べてむし歯菌の出す酸に弱いため、う蝕になりやすいのです。中年期は根面う蝕に注意が必要です。歯頸部から進行するため、抜髄に至ることも多いでしょう。また予防をしっかりしないと、二次う蝕の危険性も高くなります。

[対策]

フッ素によって歯面の耐う蝕性を向上させる。フッ素入りの歯磨剤を使用する、フッ素入りの洗口剤を用いる、フッ素入りジェルを塗布するなどの方法がある。

ただしフッ素にだけ頼るのは間違いで、あくまでプラークコントロールが第一となる。

口腔乾燥症

種々の原因によって唾液の分泌量が低下し、口腔内が乾く疾患です。年齢的なものばかりでなく、がん治療における放射線療法や、全身疾患等の影響による場合もあります。

［症状］
　口が渇く、のどが渇く、口の中がねばねばする、パンやビスケットが食べられない、味がおかしい、など。たとえばシェーグレン症候群では、おもに涙腺と唾液腺が冒され、目と口が渇き、それが要因となって胃腸の調子が悪くなり、また口腔内が乾燥するという流れをよぶ。

［原因］
- 放射線治療：がん治療における放射線療法は、唾液腺が障害される可能性がある。
- シェーグレン症候群：自己免疫疾患のひとつで、免疫細胞が自身の唾液腺や涙腺を攻撃し、破壊されることで分泌が衰え、口や眼が乾燥する。
- 薬物性：薬剤の成分が唾液腺細胞のムスカリン受容体に結合し、伝達を阻害する。
- 全身疾患：とくに糖尿病では、唾液腺細胞が破壊される場合がある。
- 神経性：ストレス、心身症、抑うつで唾液分泌の低下が認められる。
- 口呼吸：唾液分泌に異常がなくても、口呼吸をすると蒸発してしまう。
- 夜間乾燥：睡眠中の口呼吸、いびき、歯ぎしり、噛みしめなどがある人は乾燥を訴える。
- 筋力低下：軟らかいものばかりを食べて咀嚼筋が弱ると、唾液腺が萎縮する。

［治療］
　原因により対処方法が変わる。
- 投薬（セビメリン）：シェーグレン症候群の患者さんに適応のあるムスカリン受容体刺激薬
- 唾液分泌促進：ガムや食事で唾液分泌を促進させることができる。
- 筋機能療法：口腔周囲の筋肉を刺激することで唾液腺の

中年期の口腔内の変化と歯科での対応

表❷ 口腔乾燥症に関係している薬

一般名		商品名
1. 中枢神経や末梢神経とその受容体に作用する薬物		
①鎮静薬	アルプラゾラム	ソラナックス
	リルマザホン塩酸塩	リスミー
②抗うつ薬	アミトリプチリン塩酸塩	トリプタノール
	エチゾラム	デパス
③抗けいれん薬	カルバマゼピン	テグレトール
④中枢性筋弛緩薬	エペリゾン塩酸塩	ミオナール
	チザニジン塩酸塩	テルネリン
⑤抗パーキンソン薬	アマンタジン塩酸塩	シンメトレル
	レボドパ	ドパール
⑥抗精神病薬	クロルプロマジン塩酸塩	ウインタミン
	ハロペリドール	セレネース
⑦抗コリン薬	ブチルスコポラミン臭化物	ブスコパン
⑧抗ヒスタミン薬	クロルフェニラミンマレイン酸塩	ポララミン
⑨H₂受容体拮抗薬	ファモチジン	ガスター
2. 血管内水分量を減らす薬物		
①降圧薬	エナラプリルマレイン酸塩	レニベース
	クロニジン塩酸塩	カタプレス
	ニカルジピン塩酸塩	ペルジピン
	ニフェジピン	アダラート
	メチルドパ水和物	アルドメット
②利尿薬	フロセミド	ラシックス
③気管支拡張薬	テオフィリン	テオドール

(デンタルハイジーン別冊『唾液と口腔乾燥症』医歯薬出版, 2003. より引用改変)

活動を刺激する。

- 保湿剤：さまざまな種類のものがある。合ったものを選択する。粘膜の状態が徐々に回復することも期待するため、気長に使っていく。部屋を保湿することも大切である。
- 保湿装置：ナイトガードのような装置の内面に保湿剤を塗布したり、水分を含ませたガーゼを置く。

その他、口腔乾燥は、加齢や生活習慣（飲酒など）によるものもあるので、問診でよく話を聞く。

表❸　ドライマウスの疾患別対処法

	セビメリン	唾液分泌刺激	筋機能療法	歯科的治療	保湿剤	保湿装置	漢方製剤	カウンセリング
放射線治療	○*	○		○	◎	◎	△	
シェーグレン症候群	◎	○		○	◎	○	△	
薬物性	○*	○			○			○
全身疾患		○			○			
神経性	○*	○			○		○	○
口呼吸			◎					
夜間乾燥		○		○	◎	○		
筋力低下	○*	◎	○	◎			△	

＊保険適応はないが効果的なことがある

（デンタルハイジーン別冊『唾液と口腔乾燥症』医歯薬出版，2003．より引用改変）

口臭

　口臭の原因はおもに歯周病、舌苔、口腔乾燥です。まず口腔内に原因がないか調べましょう。

①舌苔の構成

　唾液成分（ムチンなど）、剥離上皮細胞、食物残渣

②舌苔のタイプ

　舌苔には、唾液分泌量が多い人に多くみられるサラサラしたタイプと、口腔乾燥症患者や唾液の曳糸性が高い患者に多いネットリタイプがある。舌の損傷の恐れがあるため、清掃を勧めない人もいるが、正しい方法で清掃すれば問題ない。

③清掃方法

　1．舌を可能な限り前方へ出す
　2．舌の山の直下が分界溝
　3．分界溝から前方へ（後方へは動かさない）100g程度の力で。30回まで

インプラント治療

　歯を失ったときの治療方法の1つですが、インプラントは埋めたら終わりではありません。天然歯のとき以上にし

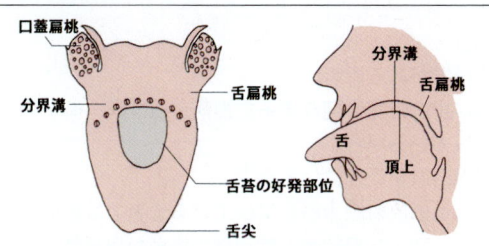

中年期の口腔内の変化と歯科での対応

- 舌を可能な限り前突させると、舌が作る丘の頂上のすぐ後方に分界溝が位置する。これを目安に舌清掃を行う

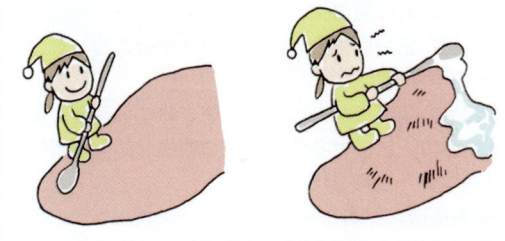

- サラサラタイプの舌苔（左）は付着量が多くても除去が容易。付着量が少なくてもネットリタイプの舌苔（右）は除去が困難

図❻　舌の清掃（デンタルハイジーン別冊『唾液と口腔乾燥症』医歯薬出版，2003.より引用改変）

っかり清掃し、メインテナンスをしていかないと、インプラント周囲炎になります。

インプラントには歯根膜などの感覚受容器や歯根膜のクッション作用がなく、歯槽骨と癒着しているため、天然歯と連結することができないという特徴があります。

[インプラント周囲炎]

インプラント周囲の上皮は天然歯のそれと違い、細菌や外来性物質の侵入が容易である。良好な状態を長く保たせるためには、徹底的なブラッシングとメインテナンスが必要となる。その際は、インプラントの表面を傷つけないように行う。

[禁忌症]
①血液疾患がある患者
　とくに止血時間に関与する白血病、血友病、紫斑病などに罹患している場合。
②放射線治療を受けている患者
　がんなどの放射線治療を受けている患者では組織の抵抗力が弱く、完全な骨結合と軟組織の治癒が得られないことがあると考えられる。
③精神疾患のある患者
　統合失調、薬物中毒患者、アルコール依存症、など。

[全身状態の評価]
　糖尿病や心臓疾患などの全身疾患を有する患者においては、局所麻酔下における抜歯などの観血的処置が可能であれば問題ないとされている。

[術前の炎症のコントロール]
　術後の感染にも影響してくるので、「手術は完全滅菌下が理想」である。インプラント体は術中、歯肉や唾液にさえ極力触れてはいけない清潔なものである。口腔内がプラークや歯石などの細菌に侵されている状態では、術後感染等を起こすことにつながりかねない。患者には術前にセルフケアの確立とその重要性を説明し、しっかりと認識してもらうことが大切である。

更年期

更年期とは、
卵巣機能の低下に伴う女性ホルモン分泌減少によって、
女性の体や心に大きな変化が生じる時期です。
この後の老年期を健やかに迎え、
一生を健康かつ快適に過ごすためには、
更年期からしっかりと対応することが大事です。

更年期とは

生殖可能な年齢から生殖不可能な年齢への移行期、つまり性的成熟状態から卵巣機能が完全に消失するまでの期間を更年期といいます。具体的には閉経をはさむ前後数年の期間を指すため、個人差が大きい月経周期によって左右され、おおむね45歳から55歳頃までが相当します。この期間は、社会的にも子育てを終えたりする年齢に相当し、「生き甲斐」を失うように感じる人もいます。

◘閉経

40歳頃になると、卵巣からの女性ホルモンの分泌が減少しはじめ、月経の乱れが生じてきます。そして女性ホルモンの分泌低下がさらに進むと、子宮内膜の増殖もなくなり、月経の停止、閉経となります。医学的には「月経が停止し、無月経の状態が1年以上続いたとき」にはじめて閉経と診断されます。女性の半数は45歳から50歳までに閉経を迎え、25％は45歳以下で、残りの25％は50歳以降に閉経を迎えます。このように閉経年齢には個人差がありますが、データによると[1]、平均閉経年齢は51歳といわれています。

◘プレ更年期

女性ホルモンの分泌は、性成熟期にもっとも多い時期

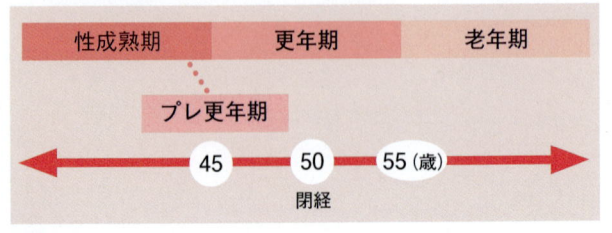

図❶

更年期

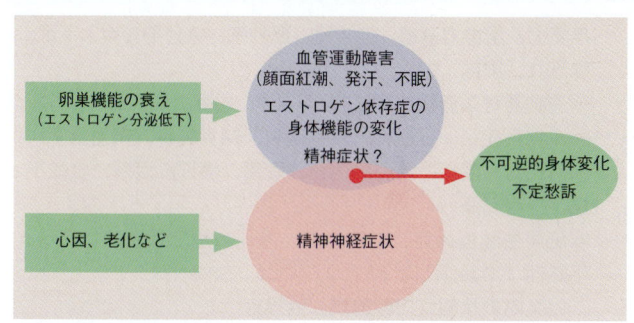

図❷　更年期障害の発症のメカニズム（水沼英樹：専門のお医者さんが語るQ&A　更年期障害，改訂新版．保健同人社，東京，2009．より引用改変）

　が続いたあと、徐々に低下しはじめ、しばらくすると急激に減少します。この性成熟期から更年期に向かうところをプレ更年期といい、30代後半から40代に起こることが多いのですが、早いと30代前半や、20代の場合もあります。
　更年期を上手に乗り切り、老年期を健やかに過ごすためにも、プレ更年期から健康維持に取り組むことが大事です。

更年期症状

◧更年期症状と更年期障害
　更年期に現れるさまざまな心身の変調のうち、日常に支障があるほど症状が強い場合を「更年期障害[※]」、それ以外は「更年期症状」と呼んで区別しています。
※更年期障害（postmenopausal syndrome：PMS）

◧更年期によくみられる症状
①血管運動神経症状：ほてり（顔面紅潮/ホットフラッシュ）、のぼせ、発汗、手足の冷え
②精神神経症状：頭痛、憂うつ、不安感、いらいら、めまい、

123

無気力、記憶力減退、神経質、孤独感、気分不安定、不眠、物忘れ、興奮
③運動器官系症状：肩こり、背部痛、腰痛、関節痛、筋肉痛
④知覚系症状：しびれ、知覚過敏、知覚鈍麻、視力低下
⑤消化器系症状：悪心、便秘、腹痛、腹部膨満感、食欲不振、下腹部痛
⑥泌尿生殖器系症状：排尿痛、頻尿、膣乾燥感、性交痛、不感症、冷感症
⑦口腔内の状態：口腔乾燥、舌痛症
⑧その他：疲労感、胸部圧迫感、耳鳴り、立ちくらみ

◘更年期障害の検査・診断

　更年期障害の検査は症状の程度などを問診で把握し、また器質的な異常（からだのどこかに明らかな異常がある）があるか、つまり他科の疾患によるものでないかを検査により明らかにしてから診断されます（**表❶**）。具体的には、年齢的に更年期にあたる女性であること、エストロゲン欠乏に基づく症状（ほてり、発汗、不眠など）が主であること、そして症状を説明できる器質的な病気の存在が除外されれば、更年期障害の可能性が高いといえます。

更年期に気をつける病気

◘骨粗鬆症

　骨粗鬆症は、「骨強度（骨密度と骨の質）の低下によって骨折リスクが高くなる骨格の疾患」と定義されています。日常のライフスタイルが大きく影響する、生活習慣病の一つです。骨吸収と骨形成のバランスが崩れることによって起こりますが、原因により次のように分けられます（**表❷**）。
［原因］
①原発性骨粗鬆症

表❶ 更年期指数表

症状種類	強(3)	中(2)	弱(1)	無(0)	点数
1 顔が熱くなる（ほてる）	3	2	1	0	
2 汗をかきやすい	3	2	1	0	
3 腰や手足が冷える	3	2	1	0	
4 息切れがする	3	2	1	0	
5 めまい、ふらつきがある	3	2	1	0	
6 心臓の動悸がある	3	2	1	0	
7 手足がしびれる	3	2	1	0	
8 手足の感覚が鈍い	3	2	1	0	
9 皮膚を蟻がはうような感じ	3	2	1	0	
10 疲れやすい	3	2	1	0	
11 肩こり、腰痛、手足の痛み	3	2	1	0	
12 夜なかなか寝つかれない	3	2	1	0	
13 眠ってもすぐ目が覚める	3	2	1	0	
14 興奮しやすい	3	2	1	0	
15 神経質である	3	2	1	0	
16 つまらないことにくよくよする（憂鬱になることが多い）	3	2	1	0	
17 頭痛がする	3	2	1	0	

3：症状が強い（強）、2：症状があって苦になる（中）、1：症状があるが苦にならない（弱）、0：症状がまったくない（無）
項目のなかであてはまる数字のところをマルで囲み、更年期の訴えが血管運動神経障害によるものか、精神・神経障害によるものかを判断する。
- 1～6の項目が高い：血管運動神経障害と鑑別
- 7～17の項目が高い：精神・神経障害と鑑別

[細井延行：更年期障害とは．歯科衛生士，31（12），2007．よりクッパーマン指数をもとに引用改変]

　加齢によるもので閉経期以降の女性や高年齢の男性に多く、大半は原発性である。
②続発性骨粗鬆症
　栄養不良や運動不足、副腎ステロイド剤などの疾患・薬の影響で罹患する。
※原発性…病変の原因がそれ自体の臓器（組織）を発生元としている症状・疾患。一次性、本態性、特発性。

表❷ 骨粗鬆症の原因

1. 原発性骨粗鬆症
　①閉経後骨粗鬆症　②老人性骨粗鬆症　③若年性骨粗鬆症

2. 続発性骨粗鬆症

内分泌・代謝	甲状腺機能亢進症、性腺機能不全、クッシング症候群
栄養・嗜好物	栄養不全・不足、アルコール過剰摂取、カフェイン過剰摂取、高度喫煙
薬剤	ステロイド、免疫抑制薬、甲状腺ホルモン、抗痙攣薬、ヘパリン
運動	運動不足、宇宙飛行
他の疾患	関節リウマチ、骨形成不全症、慢性肝障害、糖尿病

(橋本賢二,編：月刊デンタルハイジーン別冊 知ってて安心！全身疾患ガイド.医歯薬出版,東京,2001.より引用改変)

続発性…病変の原因が別にあり、他の疾患などによって起こる二次的な症状・疾患。二次性、症候性（がんの場合は転移性）。

■ **更年期との関係**

　骨のリモデリング（古く脆くなった骨を吸収し、新しい骨に作り替える働き）は、女性ホルモンが正常に分泌されているときには活発に行われています。けれども、20～40歳頃をピークに骨量は減少、とくに閉経後5～10年はエストロゲン分泌量が減るため、年間骨量減少率3％以上の急速な骨量減少が起きます。また、更年期だけでなく若年女性の卵巣摘出手術もエストロゲン欠乏を起こすため、骨粗鬆症の危険因子となります。（エストロゲン→p.87、111、202参照）

■ **骨粗鬆症の現状**

　日本における女性の骨粗鬆症の有病者数は2000年で783万人、2004年では868万人とその数はいずれも男性の3～4倍となっていて、日本骨代謝学会の診断基準（2000年度改訂版）より換算すると、それ以降も急激に増加することが推定されています。

自覚のないまま進行する骨粗鬆症によって骨折（とくに大腿骨頸部骨折）が急増していますが、これは寝たきりになる大きな一因となっていて、骨折後1年以内に10〜20％が死亡するというデータもみられます。また、たとえ重篤な骨折を起こさなくても脊椎の変形により腰や背中が曲がると、呼吸器、循環器あるいは消化器系の機能にも影響を及ぼします。

このように骨粗鬆症、それに伴う骨折は不可逆的に自立度（ADL）と満足度（QOL）を著しく低下させ、二次的には認知症などの合併症を引き起こす要因となります。

［対応］

骨折を起こすほど骨量が減る前に予防することがもっとも大事で、検診などで骨量測定を行い、危険性を評価したうえで治療を行う。

①骨粗鬆症検診

閉経後は原則として1年に1回測定するのが望ましい。国の公的な検診には節目検診があり、保健センターや保健所、指定医療機関で受けることができる。それ以外の人に対しても、多くの市町村で独自の骨粗鬆症対策を行っている。また、民間の医療機関でも、検査機器を置いてあるところでは骨量の測定ができ、問診票の提出と骨量検査をおもに行う。流れとしては検診したのち、正常者には簡単な説明、要指導者には栄養・運動指導、要精検者には医療機関の紹介、となることが一般的である。

②骨量測定

脊椎のX線写真撮影により骨の萎縮度をみる方法や、デキサ法（二重エネルギーX線吸収法）という第二〜第四腰椎の骨量を測定する方法など、さまざまな方法がある。

［治療］

食事療法、運動療法、薬物療法が基本となる。

①食事、運動療法

表❸　骨粗鬆症治療薬

Ca吸収促進	骨吸収阻害	骨形成促進
活性型ビタミンD製剤	カルシトニン製剤	ビタミンK製剤
	ビスフォスフォネート系薬剤	カルシウム製剤
	イプリフラボン製剤	
	エストロゲン製剤	

※ビスフォスフォネート（BP）系薬剤服用においてはBP系薬剤関連顎骨壊死（BRONJ）に注意しなければならない。
（橋本賢二，編：月刊デンタルハイジーン別冊 知ってて安心！全身疾患ガイド．医歯薬出版，東京，2001．より引用改変）

　骨量維持には日常的にバランスのとれた食生活や適度な運動が必要であり、予防にとっても大切である。
②薬物療法
　骨粗鬆症には表❸に示した治療薬があり、症状によって組み合わせて使用される。
（BP系薬剤、BP系薬剤関連顎骨壊死：p.151参照）
［BP系薬剤服用中とわかったときの対応］
　抜歯等の侵襲的な歯科処置ではなく一般的な歯科処置の範囲であれば、基本的な骨粗鬆症患者への対応のみで問題ない。ただし、口腔管理に関してはより注意して行う必要がある。義歯装着患者は褥瘡を生じないよう義歯調整を行い、義歯の不適合が生じた場合はすぐに来院してもらうなど対処する。

◧動脈硬化症

　動脈硬化とは、動脈つまり血管の壁が硬くなり、血管がせばまって血液の流れが悪くなる状態で、動脈硬化によってもたらされる病気を動脈硬化症といいます。動脈硬化は40代を過ぎてからとくに進行します。
　動脈硬化症は、動脈硬化がどの動脈で起きるかによって、さまざまな症状がみられますが、動脈硬化が軽度な場合に

は症状はみられないので気づかないまま進行していることもあります。発生場所により以下の症状が現れます。
① 脳動脈（脳梗塞、脳出血など）
　手足のしびれ、呂律が回らない、頭痛、めまい、吐き気がある、視野がせばまるなど
② 冠動脈（狭心症、心筋梗塞など）
　胸の痛みや息苦しさを伴う発作、激しい胸痛や呼吸困難、脈の乱れ
③ 胸部・腹部大動脈（胸部・腹部大動脈瘤）
　動脈硬化が原因となり、動脈の一部がふくれて瘤のようなものがつくられる
④ 腎動脈（腎硬化症）
　腎臓の機能が低下する（腎血管性高血圧や尿毒症）。
⑤ 末梢動脈（閉塞性動脈硬化症）
　下肢のしびれ、疼痛、四肢の冷感、間欠性跛行（動脈硬化によって血流が不足した状態で、歩くと痛みがあり、少し休むと血流が戻って痛みがおさまる症状）
［原因］
　多くの場合、コレステロールが血管壁に沈着することで発症する。おもな危険因子としては脂質異常症、糖尿病、高血圧、喫煙習慣がある。

■ 更年期との関係
　女性の動脈硬化症の発症頻度は男性と比べると低いのですが、閉経後は増加傾向を示すことが明らかになっています。これはエストロゲンの欠乏によるものだとされていますが、エストロゲンには、動脈硬化症の原因となる血中の悪玉コレステロール（LDLコレステロール）を減らし、予防因子となる善玉コレステロール（HDLコレステロール）を増やす働きがあるためです。また、血管の弾力性を増加させる作用などもあるため、動脈硬化性病変の予防に対するエストロゲンの役割は大きいといえます。

表❹ 脂質異常症の診断基準（空腹時採血）

高 LDL コレステロール血症	LDL コレステロール ≧ 140 mg/dL
低 HDL コレステロール血症	HDL コレステロール＜ 40 mg/dL
高トリグリセライド血症	トリグリセライド ≧ 150 mg/dL

（『動脈硬化性疾患予防ガイドライン 2007 年版』日本動脈硬化学会，2007．より引用改変）

☞ホルモン補充療法を受けている女性は、受けていない女性と比較して、虚血性心疾患（冠動脈疾患）による死亡を約半分にまで減らすことができたという報告もある。

■ **現状**

　動脈硬化性疾患は日本人の死因の3割を占めています。また、生活習慣の欧米化に伴い、わが国の女性の血中コレステロール値は近年になるほど上昇し、次第に欧米女性のレベルに近づいてきているため、閉経後の女性の動脈硬化症に対し、積極的に取り組むことが必要です。

［対応］

　動脈硬化症の初期はほとんど無症状で、胸痛などの症状が現れはじめるのは、血管が詰まり、血行が障害されるようになってからである。手遅れとなることを防ぐためには、血液中のコレステロールが上昇をはじめる閉経直後からコレステロール値を測定し、動脈硬化症のリスクを予測することが大事である。

［治療］

　動脈硬化症の治療・予防には危険因子（脂質異常症[※]、糖尿病、高血圧等）の総合的な管理が必要で、とくに脂質異常症の管理が重要となる（表❹）。まず生活習慣の改善を行い、それでもコレステロール値の是正がなされない場合、薬物療法を併用する。

※）脂質異常症は、高 LDL‐C 血症、低 HDL‐C 血症、高 TG 血症それぞれが動脈硬化症に緊密に絡んでおり、総合的に評価・診断し、治療を行う。

◧泌尿器系

更年期の頃から注意したい女性の泌尿器系の症状は、以下のものがあります。

①尿失禁

女性は男性に比べて尿道が短いため、加齢により骨盤の筋肉や結合組織が緩みはじめると、少しの圧でも尿が漏れやすくなる。分娩後なども骨盤の筋肉が緩むため起こりやすいが、やはり加齢の影響が大きく、50歳代以降になると約半数の女性に尿失禁がみられるという報告もある。

[分類]

- 腹圧性尿失禁：くしゃみや笑い、急に体を動かしたときなどに、無意識に失禁してしまう場合であり、この状態がもっとも多い。骨盤底筋群の緩みにより起こり、とくに経産婦や中年の肥満女性に多い。
- 切迫性尿失禁：尿意があってもトイレにたどり着く前に失禁してしまう場合。背後に脳血管障害や膀胱炎、膀胱がん、尿道炎をもつ人にみられる。
- その他：上記の混合型や、脊髄神経障害・末梢神経障害など明らかな病的状態に基づく尿失禁がある。
- ☞性器脱：骨盤底筋群の弛緩がさらに進むと、膣から子宮の一部が出てくる場合がある。子宮と同時に膀胱や直腸も脱出してくるため、重症な場合には尿が出なくなることもある。

②尿道カルンクル

外尿道に発生する良性の腫瘍で高齢者に多い。見た目は小さないちご状であり、触れると出血しやすい。手術で簡単に治療できる。

◧生殖器系

更年期には、女性ホルモンの減少から、生殖器系にはさまざまな影響が及びます。

①萎縮性膣炎

　女性ホルモン減少により膣粘膜が薄くなるため、炎症が起きやすくなり出血や帯下、おりもの（黄褐色のにおいの強い分泌物）がみられる。また炎症がなくとも膣や外陰部が萎縮してくるので、性交時の分泌物が足りず、性交痛をともなうようになる。おもに閉経後3～5年以降にみられるが、40歳以前でも両側の卵巣を摘出していると同症状がみられる。

②子宮筋腫

　子宮にできる良性の腫瘍であり、がん化の心配はないので、月経痛や貧血などの症状がなければ放置しても問題はない。しかし、大きくなると下腹部膨満感、頻尿などの圧迫症状が出はじめ、手術も困難となるため、ある程度の大きさになったら外科的切除が必要。

③子宮内膜症

　子宮内膜に似た組織が子宮筋層や卵巣、骨盤腹膜に発生、増殖する疾患で、月経痛や不妊症の原因となっている。

④不正出血

　月経以外にみられる性器からの出血のことであり、予定の月経周期とは無関係に起こる（表❺）。

- 閉経後：閉経後にみられる不正出血は、閉経前のものに比べ悪性腫瘍によるものである可能性が高い。そのため、たとえわずかな出血であっても専門医の診察を受ける必要がある。
- 閉経前：閉経前であっても月経周期の乱れにより不正出血と月経出血の区別がつきにくく、悪性腫瘍の可能性も否定できないので、少量出血が続く場合などは受診したほうが安心である。

🔲がん

　更年期ばかりではありませんが、女性特有のがんとして

表❺　更年期女性にみられる不正出血の原因

①子宮出血
機能性子宮出血、子宮内膜ポリープ、子宮頸管ポリープ、腟部びらん、子宮筋腫（閉経前）、子宮体がん、子宮頸がん、ホルモン剤の服用
②腟からの出血
萎縮性腟炎、腟の悪性腫瘍
③その他
外陰潰瘍、外陰がん、尿道カルンクル、尿路系の出血

（水沼英樹：専門のお医者さんが語るQ&A　更年期障害, 改訂新版. 保健同人社, 東京, 2009. より引用改変）

子宮がん、卵巣がん、乳がんがあります。ホルモンバランスの崩れる更年期に発生率が増加するがんもあるので、定期的に検診を受けることを勧めます。

①子宮がん

　子宮がんは、発生部位によって以下の2つに区分される。

- 子宮頸がん：子宮の入り口近くにできるがん。発がん原因の多くはヒトパピローマウイルス（Human Papillomavirus：HPV）感染といわれている。比較的発見しやすく、早期発見の場合は予後もよい。

　罹患率は、20歳代後半から40歳前後まで増加した後横ばいになり、70歳代後半以降再び増加する。

- 子宮体がん（子宮内膜がん）：子宮の奥深く、子宮内膜から発生するがん。閉経年齢が遅い、出産歴がない、肥満などがリスク要因であるが、発がんの原因ははっきりとはわかっていない。エストロゲンによって増殖するタイプと、エストロゲンに関係なく発生するタイプに分けられる。

　閉経後の出血時などは、早めに婦人科や検診を受診すべきである。罹患率は40歳代後半から増加し、50歳代から60歳代にピークを迎え、その後減少。近年、増加傾向にある。

②卵巣がん

　卵巣は腹腔内にあり、初期症状もほとんどないため、早期発見が難しいがん。卵巣がんの発生には、複数の要因が関与していると考えられるが、強い関連性を示す単一の要因はない。腫瘍が大きくなるにつれて現れるしこりや腹部の膨満感、また、がん転移による症状によって自覚することも少なくない。死亡率は、50歳以降増加して高齢になるほど高くなる。

　罹患率は40歳代から増加し、50歳代前半でピークを迎えてほぼ横ばいになり、80歳以上でまた増加する。緩やかな増加傾向にある。

③乳がん

　乳房の乳腺の先にある乳管・小葉から発生するがん。乳がんの発生にはエストロゲンが大きく関わっており、リスク要因としては、初経年齢が早い、閉経年齢が遅い、出産歴がないことなどがある。また、閉経後の肥満、飲酒習慣によってもリスクは高くなる。ただ、女性の乳がんの生存率は比較的高く、死亡率は罹患者の3分の1以下である。

　30歳代から増加し始め、50歳前後にピークを迎え、その後は次第に減少。罹患率、死亡率ともに一貫して増加しており、出生年代別では、若い人ほどどちらも高い傾向にある。（がんとホルモン補充療法の関係→p.144）

更年期の精神

　更年期は女性の一生のうちで、身体内外環境の変動がもっとも大きい時期といえます。卵巣機能の低下に、性格的要因、女性を取り巻く心理社会的要因が絡むことによって、以下に示すさまざまな精神神経症状が現れます。

　精神的な症状としては、抑うつ気分、不安感、情緒不安定、神経質、過敏などがあり、とくに、抑うつ気分はもっとも

表❻　女性更年期うつ病の特徴的および典型的状況

精神行動	献立が決まらないため、買い物に出かけられない 家事ができないことで自分を責め、家人からも責められる
身体行動	家族よりも早く起床できなくなる 午前中にいつもしていた掃除や洗濯ができない 人に会いたくないので外出を控えるようになる
特異的事項	料理の味付けができなくなる 化粧がいいかげんになり、服装がちぐはぐな感じになる
思考方向	家事の切り盛りには「べき思考」で臨むため、家事は自分の専業事であると責任を感じている 家事ができなくなると、罪悪感をいだき、自らを卑下する
受療行動	更年期障害と自己診断し、慢性化、重症化するまで受診しない

(後山尚久『クリニカルカンファレンス(10)　女性のライフステージにおける心のケア　3) 更年期のうつ』日本産科婦人科学会雑誌, 2009. より引用改変)

頻度が高く、更年期女性の約40％に認められています。

具体的には、頭痛、憂うつ、不安感、いらいら、めまい、無気力、記憶力減退、神経質、孤独感、気分不安定、不眠、物忘れ、興奮などがあります（表❻）。

更年期のうつ

更年期にみられるうつ状態は、更年期障害によるものだけでなく、更年期に発症したうつ病性障害であることも多く、鑑別は難しくなります。ただ、閉経周辺期に女性のうつ病発症率は明らかに増加し、閉経後は次第に減少することから、エストロゲンはうつ病発症にも関係していると考えられます。また、元来日本人女性はすべての年代で男性よりもうつ病の罹患率が高く、50歳代では男女差がもっとも大きくなります。

［要因］
①性格的要因
- まじめで几帳面な人

- 少しのことでもくよくよする人
- 神経質な人
- うつ傾向のある人

②心理社会的要因
- 老化による容姿・容貌の変化、健康への不安
- 成長した子どもの自立（就職・結婚）
- 両親の世話、夫婦間の葛藤
- 仕事上のトラブル、人間関係

などがあげられるが、これはあくまでも一面的なとらえ方をしたものであり、すべての人にあてはまるわけではない。

[治療]

①更年期障害によるうつ状態

　抑うつ気分主体の精神症状性更年期障害と診断された場合、大きく分けてホルモン補充療法（HRT）[1]、漢方療法、向精神薬[2]による治療、カウンセリング・精神療法の4つがある。

　内分泌学的要因が背景になっている場合にはHRTが、心理社会的要因が背景ならば、抗うつ薬、抗不安薬が主体となる。

※1）ホルモン補充療法（HRT：Hormone Replacement Therapy）はエストロゲン剤とプロゲストーゲン剤を併用する方法（本来のホルモン補充療法）と、エストロゲン剤を単独で用いる療法（エストロゲン単独療法）がある。最近では単にホルモン療法（HT）とも呼ばれる。

※2）向精神薬：向精神薬とは中枢神経系に作用し思考や判断などの精神機能、感情や意欲などの情動面におもに影響を及ぼす薬物の総称。抗精神病薬、抗不安薬、抗うつ薬、睡眠薬などがある。

②更年期うつ病

　更年期に発症したうつ病が疑われる場合、通常のうつ病治療が行われ、休養・環境調整、薬物療法、精神療法が中心となる。

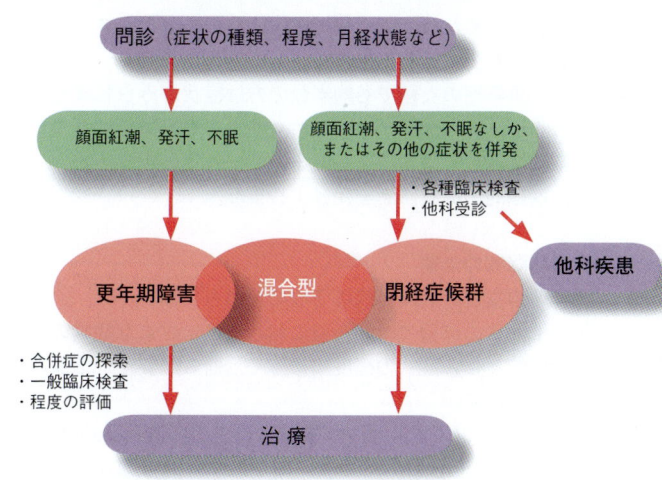

```
問診（症状の種類、程度、月経状態など）
  ↓                          ↓
顔面紅潮、発汗、不眠    顔面紅潮、発汗、不眠なしか、
                        またはその他の症状を併発
                              ・各種臨床検査
                              ・他科受診 → 他科疾患
  ↓                          ↓
更年期障害  混合型  閉経症候群
・合併症の探索
・一般臨床検査
・程度の評価
              ↓
            治 療
```

図❸　更年期障害の診断手順

- 仮面うつ病

うつ病のなかには神経症状より睡眠障害、頭痛、食欲不振、疲労感、性欲減退など身体症状が前面に出ているものがある。身体症状の仮面をかぶった、という意味で仮面うつ病と呼ばれる。更年期障害と診断されてしまうことも多いが、人に会うのがいやになったり、テレビを見るのもいやになるような場合には、自殺に至る可能性もあるので、早めに精神科の受診が必要である。

更年期における症状への対応

更年期障害を疑っていて、他に強い身体症状がない場合は、まず婦人科を受診すべきです（図❸）。病院によっては、より専門的な診療を行う「更年期外来」「健康維持外来」などもありますが、症状の種類・程度によっては、ほかの

疾患と区別するため、婦人科受診後に他科の診察をすすめられることも少なくありません。

また、更年期の女性でも約半数の方は症状がみられません。しかし、何も症状がなくても女性ホルモン減少に基づく疾患は進行していることもあるので、一定の年齢を過ぎたら、定期的に健康診断を受けましょう。

◘更年期障害の治療

更年期の女性の治療目的は2つに分けられます。

1つは症状の改善で、現時点におけるさまざまな症状の改善を目的とし、症状の程度によって治療の必要性や治療内容を考えます。

もう1つはQOLの向上で、閉経後の生活の質（Quality Of Life）の向上を目的として、おもに予防的な観点から治療、指導を行います。エストロゲン欠乏の慢性疾患（骨粗鬆症、動脈硬化症、尿失禁など）が予防の対象となります。

[使用する薬]

症状がどのような特徴をもっているかによって薬を選択し、場合によっては組み合わせて使用します（**表❼**）。

①ホルモン剤

エストロゲン欠乏症状が中心の場合、ホルモン補充療法（HRT）の効果が高い。しかし、エストロゲン欠乏症状がはっきりしない、みられないときには、無効であることも多い。また、骨粗鬆症や動脈硬化症の予防効果もある。

②精神神経作用剤

神経症状がとくに強い場合は、精神安定剤や抗うつ剤の投与がまず必要となる。

③漢方製剤

更年期症状のなかには漢方療法が効くものも少なくないが、一般的には程度の軽いものが対象となる。ホルモン剤のような劇的な効果は期待できないものの、副作用が比較

表❼　更年期障害の薬物療法

種類	製剤	使用目的・特徴
ホルモン剤	エストロゲン	エストロゲン欠落症状（ほてり・発汗・不眠など）の治療 骨粗鬆症、動脈硬化症の予防 萎縮性膣炎の治療
	両性混合ホルモン	エストロゲン欠落症状（ほてり・発汗・不眠など）の治療 性欲減退の治療
精神神経作用剤	自律神経調整剤	不定愁訴、自律神経失調症状の治療
	抗不安剤	不眠、いらいらなど神経症および不定愁訴の治療
	抗うつ剤	うつ状態の改善、不定愁訴の治療
	催眠剤	不眠、入眠障害の治療
漢方製剤	各種漢方薬	軽症の自律神経失調症の治療 更年期の不定愁訴の治療、証の一致が重要
その他	鎮痛剤、筋弛緩剤	腰痛、肩こりなどの対症治療

（水沼英樹『専門のお医者さんが語るＱ＆Ａ　更年期障害，改訂新版』保健同人社，東京，2009.より引用改変）

的少なく、健康維持的な効果もあるため、長期の使用が可能である。

［薬による副作用］

①ホルモン剤

　肝臓への負担、子宮出血、精神神経症状（いらいら、頭痛など）、乳房痛、またがん発症の危険性などがある。歯科に関してはとくに影響はない。（ホルモン剤とがんとの関連→ p.144 参照）

②精神神経作用剤

　不安緊張の緩和作用、筋弛緩作用などがあるため、ふらつき、脱力感が出ることがある。催眠作用もあるので、車の運転や緊張を要する作業の従事には注意が必要。たまに、不眠や不安などの症状がかえって強くなることがある

が、薬の使用中止や減量により速やかに消える。また、アルコールと一緒に飲むと作用が増強される（更年期の精神→ p.134 参照）。

歯科に対しては口渇などの症状が現れる。

③漢方製剤

副作用はまったくないというわけではないが、比較的少なく、歯科への影響もとくにない。

どの薬剤を服用している場合でも問診時に種類、服用期間などについてきちんと確認し、必要に応じて主治医にも確認を行うことが大切である。

◘日常の心得

更年期を過ごすうえで大切なのは、まず更年期をマイナスイメージでとらえないこと、そして更年期のあとの老年期に向けた準備とコントロールを行っていくことです。

病気の治療の根本は栄養と体力であり、更年期のあとに起こってくる老年期障害もその例外ではありません。まだ気力も体力もある更年期のときから生活習慣を見直していくことが、一生を健康かつ快適に過ごすための第一歩となるのです。

①食生活

- 多くの食品をバランスよく食べる
- 高カロリーのもの、肉の脂身などを控え、野菜、魚を多めにする
- お酒やコーヒー、刺激物は適量の範囲内で
- カルシウム、ビタミンDの摂取を心がける

カルシウムは骨粗鬆症の予防に不可欠なミネラルであり、ビタミンDはカルシウムの吸収を促進し、食品からだけでなく、日光浴によって皮膚でもつくられる（**表❽**）。（日光浴⇒夏なら木陰で30分、冬なら手や顔に1時間程度、日にあたるだけで十分である。）

表❽　骨を強くするためにとりたい食品

カルシウムを多く含む食品	ビタミンDを多く含む食品
牛乳・乳製品 小魚 海藻類 緑黄色野菜 大豆・大豆製品	魚類 　まぐろ（赤身） 　さば、にしん きのこ類 　きくらげ 　干ししいたけ 鶏卵

※他にはマグネシウム、ビタミンKも必要である。

②運動

運動の条件
- 継続性のあるもの
- 関節や靱帯に大きな力がかからないもの
- 適度に心拍数を増加させるもの
- 楽しみながら行えるもの　　など

具体的には
- 歩行（ウォーキング）や軽いジョギング
- エアロビクス
- 水泳
- 自転車　など

これらの有酸素運動[※]を1日30分、1週間に3回以上するとよい。

※）有酸素運動（最大酸素摂取量の70〜80%の強度で行う）は、脂肪をエネルギーとして消費する。これに対し無酸素運動はグリコーゲンを消費し、疲労の原因となる乳酸を蓄積させてしまう。

③そのほか
- 十分な休養と睡眠をとる
- 趣味や旅行でストレス解消をはかる
- 積極的な人生設計に取り組む
- 定期的に健康診断を受ける

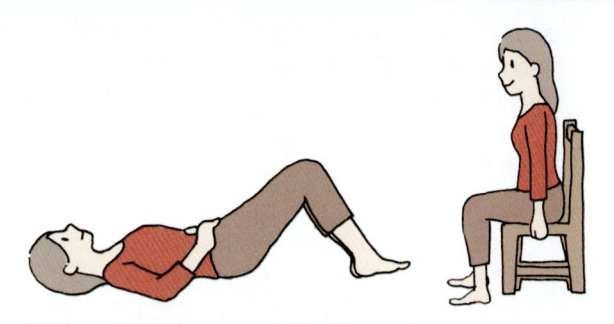

図❹ 尿失禁予防のためには骨盤底筋体操が有効である（本間 之夫：日医ニュース　健康プラザ　骨盤底筋体操が効果的－女性の尿失禁－．日本医師会，2008．より引用改変）

などがあげられるが、休養をとったり、ストレス解消を行うためには周囲の気遣いや協力が不可欠であり、その体制を整えることも必要となる。

◘トレーニング
尿失禁の予防や、精神安定のためには、日頃からトレーニングをしておくと効果があります。
①骨盤底筋体操（⇒尿失禁）
尿失禁は、ゆるんだ骨盤の筋肉群を強化することによって改善でき、将来の尿失禁の予防にも役立つ。
- 方法

骨盤底筋体操とは、膣や肛門を締める・緩めるという動作を、それぞれ5秒間くらい交互に続ける体操。全体で5分から10分間くらい続ける。仰向けがやりやすいが、立ったまま、椅子に座って、机に両手をついてなど、自分に合った姿勢でやるとよい（**図❹**）。

おなかに力が入らないようにするのがコツである。
- 膀胱訓練

トイレに行きたくなってもすぐに行かないで、10分か

更年期

表❾ 1932年にドイツの精神科医J.H.Schultzによって創始された自立訓練法

基礎公式（安静練習）	「気持ちが落ち着いている」
第1公式（重感練習）	「手足が重たい」
第2公式（温感練習）	「手足が温かい」
第3公式（心臓調整練習）	「心臓が静かに打っている」
第4公式（呼吸調整練習）	「静かに呼吸している」
第5公式（腹部調整練習）	「おなかが温かい」
第6公式（額部調整練習）	「額が涼しい」

1. まず、食後などの落ち着いた時間に、横になるか椅子に座った状態で目を閉じて深呼吸を繰り返す。全身の力を抜いて、心のなかで気持ちが落ち着いていると自己暗示をかける。
2. 次に第1公式に入り、初めは「利き腕が重たい」と繰り返して重たく感じられたら、反対の腕、両腕、両脚に移る。1回3～5分くらいの練習を1日2、3回行う。
3. 練習後には必ず「取り消しの動作」を行う。取り消しの動作は、両手を何度か握ったり開いたりし、次に両腕の屈伸を数回行い、最後に深呼吸と背伸びで締めくくる。

※4～5週間で第1公式がマスターできたら、次の第2公式を同じようにマスターする。

（水沼英樹：専門のお医者さんが語るQ&A　更年期障害，改訂新版．保健同人社，東京，2009．より引用改変）

ら30分間くらいがまんして、膀胱に尿がためられるようにする訓練。がまんするときは、骨盤底筋体操の動作が役に立つ。

②自律訓練法（⇒精神神経症状）

　心身症や神経症の治療を目的として開発され、体から心へ働きかけて心身の緊張を低下させていく治療法。更年期症状のなかでとくに精神神経症状を訴える人に効果が期待できる。

　副作用の問題もあるので、できれば専門家の指導で正しい訓練法を習得したほうがよい。心療内科や心身医療科の

ある病院で行っている。
- 方法（**表❾**）

　ストレス緩和には第2公式までが重要であり、導入段階では第2公式までの練習を行う。第3公式以降は適宜取り入れていくとよい（大部分の人が第2公式まで習得した自律訓練法を行って効果をあげている）。

ホルモン補充療法（HRT）とがん

　ある種のがんでは、がん細胞の発育にホルモンを必要とするため、特定のホルモンを分泌している部分を手術で取り除いたり、反対の作用をするホルモンを投与して、がん細胞の発育を阻止する治療法が行われます。がん細胞を殺すのではなく、がんの発育を阻止してコントロールするのが特徴です。

　このホルモン補充療法（HRT）は、更年期障害の治療において欠かせない治療法ですが、一方でがん発症についての問題点もあります。乳がん、子宮体がんなどの性ホルモン依存性腫瘍には、HRTに用いられるエストロゲン剤などのホルモン剤が影響を与えてしまうためです。

　そのため、がん発症のリスクを上げることなくHRTを行うためには、適切な処方と、患者の定期的ながん検診を行っていくことが重要です。

　また、発がんのリスクが懸念される一方で、HRTにより直腸・大腸がんのリスクが低下するということも知られています。

　以下に、がんの発生、増殖、進展にホルモンが重要な働きをしている女性特有のがんと、HRTについてとりあげます。

①子宮がん
- 子宮頸がん：子宮頸がんは、扁平上皮がんの場合には支障はないが、頸部腺がんだとホルモン依存性を示唆した報

更年期

> ♣ **WHI study** ♣
>
> WHI 試験は、2002 年に米国で発表された、HRT の利点とリスクについての検証報告です。この WHI では、HRT には一利もないとの評価が下され、HRT の使用は減少しました。けれども、現在ではこの試験は、①1 種類の女性ホルモンしか使用していない ②対象者の 7 割が肥満者である ③HRT の開始年齢が高齢すぎる、など非常に特殊であって、人種や生活習慣、疾患構造が異なる場合に直接臨床に適応すべきではない、とされています。
> (水沼英樹:専門のお医者さんが語る Q&A 更年期障害,改訂新版.保健同人社,東京,2009.より引用改変)

告があり、HRT は不可だと考えられている。
- 子宮体がん(子宮内膜がん):エストロゲンに発がん性があり、プロゲストーゲンには発がん抑制作用がある。子宮体がんを抑制するためには最少量(10 日以上)のプロゲストーゲンをエストロゲンと併用して投与することが望ましい。

②卵巣がん

　卵巣がんは、性ホルモン依存性腫瘍であることが疑われており、リスクが増加する可能性もあるが、結論は出ていない。

③乳がん

　約 7 割の乳がんは、女性ホルモンに影響されやすい「ホルモン感受性乳がん」、「ホルモン依存性乳がん」である。そのためエストロゲン単独投与により発がんリスクが若干上昇し、プロゲストーゲンの併用でよりリスクが高くなる。

　ただ、HRT の種類により発がんリスクは異なり、HRT が 5 年以内であればリスクが増加することもない。

■ **がん治療後**

　婦人科のがん治療後は、がんが再発する危険性が高まるため、ホルモン補充療法は通常、5 年間ほど行わず、一般

的には漢方薬での治療が勧められます。また、治療にてがん細胞が消滅したものではHRTは理論的に可能であり、再発リスクをとくに上昇させないとの報告もあります。

■ がん以外のHRT禁忌

血栓症やポルフィリン血症、重度の糖尿病患者、心臓や肝機能に障害がある場合、また、とくに冠動脈疾患や脳卒中にかかった人では、結合型エストロゲンを用いるHRTにより悪化する可能性があります。

男性更年期障害

男性更年期障害という疾患は、医学的にはまだはっきりとした概念が確立されていませんが、加齢、ストレス、男性ホルモン（アンドロゲン：おもにテストステロン）低下などの原因により起こるさまざまな症状をいいます。ただ、加齢に伴う男性ホルモンの低下は、女性と異なり急激ではなく、個人差も大きいものです。

また男性更年期障害のうち、加齢に伴う男性ホルモンの減少によって生じる病態は、近年、加齢男性性腺機能低下症候群（Late-onset Hypogonadism：LOH症候群）と呼ばれ（表⑩）、その本質はアンドロゲン低下に伴う多臓器機能障害といえます。

◘症状・治療

「男性更年期障害」の症状は大きく精神・心理症状、身体症状、性機能症状の3つに分類されます。しかし、症状のほとんどがうつ病をはじめとした気分障害や不安障害などの精神神経科疾患と重なる場合が多く、原因の鑑別は困難です。そのため治療には内科、外科、精神科、一般医が集学的かつ包括的に取り組む必要があります。

泌尿器科分野ではアンドロゲン補充療法（Androgen

表⓾ 加齢男性性腺機能低下症候群(LOH)の臨床症状

	関連項目	症状
精神・心理症状	認知力	記憶・集中力低下
	抑うつ、気力	落胆、抑うつ、苛立ち、不安、神経過敏、生気消失、疲労感 など
身体症状	筋量、筋力	筋肉量と筋力低下
	骨	骨密度低下、骨粗鬆症、骨折のリスク増加
	メタボリックシンドローム	内臓脂肪増加
	その他	睡眠障害、発汗、ほてり、体毛減少、皮膚変化、肉体的消耗感 など
性機能症状	性機能障害	性欲低下、勃起障害、射精感の消失 など

[水沼英樹：卒後研修プログラム―サンライズセミナー4 更年期障害の取り扱い. 日本産科婦人科学会雑誌, 55 (9), 2003. より引用改変]

♣更年期障害と自律神経失調症♣

更年期障害と自律神経失調症の症状のほとんどは重なっており、更年期障害は自律神経失調症と同じ仕組みで発症していることから、その本質は自律神経失調症といえます。ただ、①自律神経失調症には精神症状は含まれない ②更年期障害は更年期の女性だけに発症する ③発症の要因としてエストロゲンの欠乏がある、などにより、更年期障害と自律神経失調症は、病因的に（病気の成り立ちの面から）区別されます。

Replacement Therapy：ART)を行っていますが、現状ではLOH症候群を含む男性更年期障害の診断・治療は確立されたものではありません。

更年期の口腔内の変化と歯科での対応

　更年期の口腔の特徴として、ホルモンの分泌の変化が口腔領域に影響を及ぼし、唾液の分泌量の減少、味覚の低下などをはじめとした生理的変化が生じます。また、う蝕になりやすい傾向もみられます。

　歯科治療においては、更年期の患者には、とくに歯周病と骨粗鬆症の疾患に注意を要します。

口腔乾燥・舌痛症（図❶）

　全身疾患に伴う服用薬の影響による唾液の減少が原因となるほか、女性ホルモンの分泌の低下や加齢、がんの放射線治療などの影響、糖尿病などが原因で起こります。また、口の周りの筋肉が衰えることで噛む力が弱くなり、噛む回数が減ると唾液の分泌量が減ることも関係しています。この時期は、対人関係や子どもの独立、家族の介護や死亡などで心因性ストレスを感じやすく「うつ」を引き起こすことが少なくありません。「うつ状態」も口腔乾燥、舌痛症の原因となることがあります。

【対応】
- 患者さんの話に耳を傾け、じっくり聞く。
- リラックスすると唾液は出やすいことを説明し、情報不足で不安になっている気持ちをサポートする。
- 状況により、唾液腺マッサージを説明（図❷）。
- 口腔粘膜が弱くなると、歯や義歯に少しでも粗な場所があると痛みを発生するので十分な研磨と粘膜の保湿を行う。

歯周病

　女性の歯周病罹患率は、平成17年歯科疾患実態調査[7]の報告によると、4mm以上の歯周ポケットを有するものは、更年期に近づくと女性ホルモン、エストロゲンの低下により皮膚や粘膜の萎縮が起こり、45～49歳は45.4％と急激に上昇し、6mm以上の歯周ポケットを有するもの

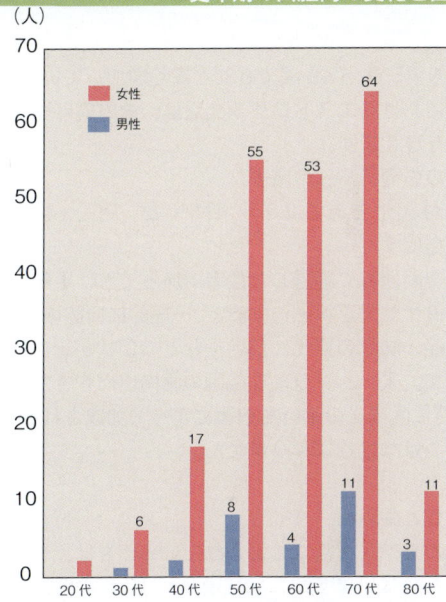

更年期の口腔内の変化と歯科での対応

図❶ 50歳代女性に急増する口腔乾燥（NTT東日本関東病院ドライマウス外来の患者数 2000～2004年度の総計より）

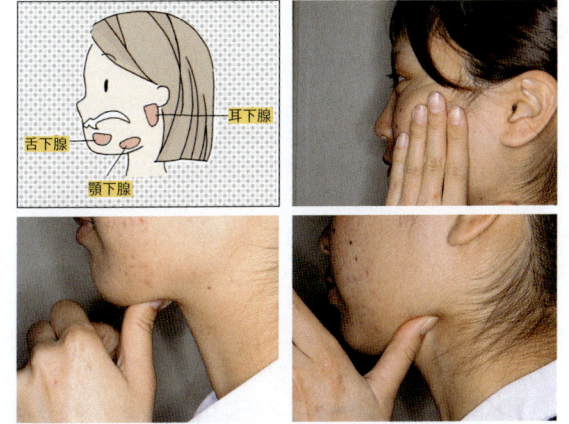

図❷ 唾液腺と唾液腺マッサージ

149

は、やはり45歳〜49歳で8％と高く増加しています。
　更年期におけるエストロゲン欠乏は、歯周病に以下のような影響を与えます。
　①顎骨の歯槽骨密度の減少
　②炎症性因子であるIL-1、TNF-α、PGE2などの異常亢進を促す
　いままで問題なく経過した患者であっても、更年期に入りエストロゲン欠乏状態になると、一般的に口腔の灼熱感、口腔乾燥症、味覚の変化、口内炎などの症状が起こりやすくなります。また、プラーク起因の歯肉出血をきたしやすくなり、慢性歯周炎の進行も放置によって加速されるため、十分気をつけなければなりません。

✚骨粗鬆症と歯周病
　女性ホルモンが正常に分泌されているときは、骨代謝も活発に行われていますが、閉経後5〜10年の間に急速な骨量減少が起こり、10年間の平均骨量減少率は、20％を超えると報告されています。つまり、歯周病の活動性が高くなり、歯の早期喪失や歯槽骨の吸収につながることが示唆されているのです。
　骨粗鬆症患者は、歯肉出血率（BOP）が高く、歯周病が進行する傾向にあります。とくに閉経後の女性で骨粗鬆症所見がある場合は、高度な歯槽骨吸収、BOPの高率、炎症のコントロール不良がみられます。また、CPIコード4以上の歯周病患者には、骨強度に負の相関関係が現れます。早期に閉経を迎えた人は、より早く骨密度が低下し、骨粗鬆症のリスクが高くなるので注意します。

骨粗鬆症
✚骨粗鬆症患者のスクリーニング
　骨粗鬆症患者のスクリーニングとして閉経後の骨粗鬆症

更年期の口腔内の変化と歯科での対応

♣ BP系薬剤関連顎骨壊死（BRONJ）♣

（BRONJ：Bisphosphonate Related Osteonecrosis of the Jaw）
【BRONJの定義】
①現在あるいは過去にBP治療歴があること
②８週間以上持続する骨露出あるいは顎骨壊死があること
③顎骨への放射線治療歴がないこと
『米国口腔外科学会』によると、これらの３項目を満たしたものとされている。
【症状】
典型的な臨床症状は、疼痛、軟組織の腫脹および感染、歯の動揺、排膿、骨露出である。また、歯槽骨露出は、抜歯などの口腔外科手術後、または口腔粘膜に対する外傷（SRP含む）後に発現する頻度がもっとも高い。

患者の発見に、歯科受診時のパノラマＸ線写真を役立てることができます。下顎骨は全身の骨密度を反映しているため、オトガイ孔下部の下顎骨下縁皮質骨指標により、骨粗鬆症患者のスクリーニングが可能となります。

骨粗鬆症の可能性があることを患者に伝え、それによって患者が骨粗鬆症の治療を受けたり、生活習慣を見直すことになれば、患者の口腔はもちろん全身の健康向上にもつながることになるのです。

また、明らかに身長が縮んだ人（４cm以上）や、目に見えて背中や腰が曲がってきた人も要注意です。骨粗鬆症の可能性があるので医師へ相談するよう促しましょう。

✚ ビスフォスフォネート（BP）系薬剤と歯科治療

BP系薬剤には破骨細胞による骨吸収を抑制する作用があるため、骨粗鬆症、悪性腫瘍による高カルシウム血症、多発性骨髄腫による骨病変、乳がんの溶骨性骨転移、骨ページェット病などに対して大変効果的な薬剤として用いられていますが、歯科治療の際には注意が必要です。問診時に、服用している薬剤等を確認しておかなければなりません。

[種類]
　おもに悪性腫瘍による高カルシウム血症や多発性骨髄腫による骨病変に使用する注射用製剤と、おもに骨粗鬆症に使用する経口製剤があります。**表❶**に国内で販売されているBP系薬剤を掲載しました。

✚ BP系薬剤投与予定の患者が来院した場合
①注射投与予定
　注射用BP系薬剤による治療の開始前には歯科検診を受けることが必要であり、下記の対応をとる。
- 十分な口腔検査の実施。
- 外科的な歯科処置が必要と歯科医が判断する場合は、可能な限り注射用BP系薬剤による治療の開始前に完了し、歯周組織の健康状態を良好にする。

②経口投与予定
　BRONJ発生を防ぐ最善の方法は、口腔衛生状態を良好に保つことと、定期的な歯科検診などを含めた口腔ケアであるとされていることを患者に十分説明し、実施する。

✚ BP系薬剤投与中に抜歯等の侵襲的歯科処置が必要となった場合
①BP系薬剤処方の変更や中止の可否を処方医に相談。
②直接骨損傷を伴うような抜歯等の侵襲的歯科処置は避け、できればもっとも非侵襲性（非外科的）の歯科治療を行う。
　経口BP製剤服用の患者は、BRONJ発生リスクが低いとされている。ただ3年以上投与を受けている場合や、以下の危険因子を伴う場合はリスクが上昇するといわれている。
危険因子：BP系薬剤長期使用、副腎皮質ステロイド療法、がんの化学療法、糖尿病、歯周炎、口腔衛生の不良、飲酒、喫煙、高齢（66歳以上）。

表❶ 国内で販売されている BP 系薬剤一覧（2012 年 3 月現在）

剤型	製品名 (一般名)	適応症	製造・販売
注射用製剤	アレディア (パミドロン酸二ナトリウム)	悪性腫瘍による高カルシウム血症	ノバルティスファーマ
		乳がんの溶骨性骨転移（化学療法、内分泌療法、あるいは放射線療法と併用すること）	
	オンクラスト テイロック (アレンドロン酸ナトリウム水和物)	悪性腫瘍による高カルシウム血症	万有製薬 帝人ファーマ
	ビスフォナール (インカドロン酸二ナトリウム)	悪性腫瘍による高カルシウム血症	アステラス製薬
	ゾメタ (ゾレドロン酸水和物)	悪性腫瘍による高カルシウム血症	ノバルティスファーマ
		多発性骨髄腫による骨病変および固形がん骨転移による骨病変	
経口製剤	ダイドロネル (エチドロン酸二ナトリウム)	骨粗鬆症	大日本住友製薬
		脊椎損傷および股関節形成術後における初期ならびに進行期の異所性骨化の抑制	
		骨ページェット病	
	フォサマック ボナロン (アレンドロン酸ナトリウム水和物)	骨粗鬆症	万有製薬 帝人ファーマ
	アクトネル ベネット (リセドロン酸ナトリウム水和物)	骨粗鬆症	味の素（販売：エーザイ） 武田薬品工業（提携：ワイス）
	リカルボン ボノテオ (ミノドロン酸水和物)	骨粗鬆症	小野製薬 アステラス製薬

（日本口腔外科学会『ビスホスホネート系薬剤と顎骨壊死〜理解を深めていただくために〜』日本口腔外科学会，2008. より引用改変）

《受診時の対応》

　年代を問わず、医療面接を行う際には、通院歴のある患者には治療や投薬内容、合併症などを確認します。また、通院歴がない患者においても、健康状態に気を配ることが大切です。

　一般的に患者は、診察室の独特の匂いや雰囲気に不安を抱きやすく、とくに更年期障害により精神・神経症状なども呈している場合は、不安はさらに大きくなるといえます。その不安を抱えた相手と向き合う際、DHとしていかに心療内科的な対応をとるかが重要です。

✚雰囲気づくり

　まず、相手の言うことに耳を傾けてじっくり聴き（傾聴）、そのうえでカウンセリングの基本である［①受容、②支持、③保証］を行います。

①受容
　相手がどうであろうと決して責めず、経緯や主訴をありのままに受け入れるよう努める。また、ともに感じながら訴えや不安を聴くこと（共感）も大切である。

②支持
　「そうですね」「気持ちはよくわかります」など、相手の話す内容に対してそれを支えるような相槌を打つ。

③保証
　「大丈夫ですよ」「よくなりますよ」というような対応をとり、安心感を与える。

　ただ、以上のようなことを行っても、初めに相手が強く不安を感じ、それを拭いきれなかった場合は役に立たないこともあります。

　一番重要なのは相手との信頼関係を築くことであり、相手を思いやり、人として寄り添ってあげられるような真摯な態度で接することが大切です。もし、患者が年上であれば人生の先輩として敬意を払い接します。その態

更年期の口腔内の変化と歯科での対応

度が医療人として重要なことです。

✚注意すべき点

　精神的に敏感になっている患者は、つねにこちらの表情や行動をうかがっており、些細な行動や態度、言葉の受け取り方にすれ違いや誤解が生じる場合があるため、とくに繊細に対応しなければなりません。不安や恐怖心が強い場合は、その原因を会話から読み取って、緩和できるよう心掛けます。

　また、相手がイライラしたり、落ち込んでいるなど不安定なときは、自分のほんの少しの言葉づかいや態度で傷つけたり、怒らせてしまうこともあります。普段から自分の言葉、行動に注意し、気をつけることが大切です。

✚コミュニケーション時のポイント

　更年期の患者に限らないのですが、患者に不安を感じさせないように、コミュニケーション時には以下の点に注意しましょう。

①位置
　接近し過ぎず、離れすぎてもいない心地よい距離を選ぶ。患者と正対せず90°の角度に位置し、威圧感を与えない。

②姿勢
　相手を受け入れ、喜んで話を聴こうとする気持ちが通じる姿勢を意識する。

③表情と視線
　共感を示す表情、安心させる柔らかな表情をし、視線は患者と同じ目線に合わせる。

④服装と身だしなみ
　服装は相手に先入観をもたせる重要な要素である。清潔感があることが基本。

⑤動作

患者さんの話に適時うなずく。
⑥沈黙
　答えをせかさず、十分に考える時間を与える。
⑦声の調子やスピード
　患者が心地よいと感じる話し方を心がけ、ゆっくりとした口調で丁寧に話しかける。
　声のトーンは低すぎると明るさに欠け、高すぎても相手を疲れさせるので注意。ただ、説得するような場面では低めのトーンがよい。

疾患別処置時の注意点

　更年期の女性は、高血圧や動脈硬化、虚血性心疾患や糖尿病、うつ病などの合併症に罹患している場合が多いことを念頭におき、問診等できちんと確認したうえで処置を行います。全身的な不定愁訴を訴える更年期で通院歴のない患者さんには、可能であれば、更年期指数表（p.125参照）により評価を行います。そして得点が高い場合は、専門医への受診を勧めます。以下、DHとしてどのように更年期の患者に対応すべきか、症状別にまとめます。

➕骨粗鬆症
[問診]
　まずはじめに、骨粗鬆症の原因、症状、服用薬（とくにBP系薬剤か否か）、服用期間、危険因子の有無などについて確認する。
[処置時]
　背中や腰が曲がり、痛みを伴う場合もあるため、処置時の体位には十分配慮し、できるだけ短時間で終わらせる。また、骨折しやすいことにも注意し、移動時に転倒することのないよう気を配る。

[メインテナンス]
　骨粗鬆症患者は、歯肉出血率（BOP）が高く、歯周病が進行傾向にあるため、定期的な管理を行う必要がある。またその際に、骨量維持につながる運動法や食事内容などについても指導・支援が行えるとよい。

✚動脈硬化性疾患
[問診]
　動脈硬化性疾患の患者は、原因疾患、合併症の治療や再発予防のため、種々の薬剤を服用している。歯科治療中や治療後にさまざまな問題を引き起こすリスクがあるため、内服薬剤についてしっかり問診をとる必要がある。また、病状、治療期間などについても確認する。
[処置]
- 心血管系疾患：心筋梗塞の既往がある患者は、発症後3ヵ月以内の歯科治療は禁忌である。
- 脳血管系疾患：麻痺が生じている患者は麻痺側が下にならないよう注意が必要である。

※観血的処置：抗血栓薬・抗血小板薬を服用している場合でも、薬剤中止によるリスクを考慮し、一般的に薬剤中止はしない。ただ、観血処置後の止血処置は十分に行う必要がある。また、冠動脈ステント治療に際して強力な抗血小板薬（チクロピジン、クロピドグレルなど）を使用していることもあるため、病状や服用薬についての主治医への確認が必要である。

✚感情障害
　更年期の患者で感情障害がある場合には、問診をはじめ患者とのやりとりの際には、十分な注意が必要である。
[問診]
①うつと身体症状

感情障害の病気では、感覚の閾値が変化し、通常では痛みを感じないであろう所見に何らかの感覚を生じたり、逆に感覚を訴えにくいことが生じたりする。患者が訴える身体症状が、うつ病によるものなのかの区別は難しい。

あくまで参考ではあるが、問いかけの例として、
「胸がつかえた感じがしませんか？」
「新聞を見ても頭に入らないということはありませんか？」
「同僚と話をするのが面倒に思うことがありますか？」
「みんなに迷惑をかけていると思いますか？」
など、具体的に尋ねてみると判断がつきやすい。

口腔関連の具体的な症状では、口渇、疼痛があり、頭頸部や口腔内、歯や歯肉の痛みなどの判断には注意が必要である。

②服用薬

うつ病では抗うつ薬、躁うつ病では気分安定薬（炭酸リチウム、バルプロ酸）と病状によっては他の向精神薬を併用しており、副作用に口渇がみられることがある。抗うつ薬などの薬物は歯科治療と関係ない場合も多いが、アドレナリン作動薬や抗コリン作動薬との併用禁忌・注意であることもあるので、服用薬の確認が必要である。

③治療時

治療の際には、治療を行っても症状が改善しないこと、悪化する場合もありうることなどを十分に説明し、患者の同意を得てから進めていくことが必要。

薬物療法の経過中には口渇[※)]、便秘、倦怠感、手指の震えなどの副作用が頻繁にみられることがあり、症状が悪化したと誤解し不安に思ってしまうこともある。DHも薬物の副作用などを把握し、説明できるとよい。

また、服用中の薬が歯科治療と関係ない場合は、そのことを説明し、不安を軽減させて規則的な服用をすすめることも大切である。

> ♣ リコールチェック項目 ♣
>
> ①生活環境は変わっていないか
>   親の介護、死別、子の独立など
> ②身体的な変化はないか
>   病気で通院、薬を飲んでいるか、利き手が腱鞘炎など
> ③セルフケア内容に変化はないか
>   電動ブラシに変えた、夜磨いていないなど

※）口渇：口腔乾燥が現れている場合は、う蝕、歯周病になりやすく、口臭、舌痛などを訴える場合がある。口腔粘膜も機械的刺激に弱い状態となっているので、器具の操作には十分気をつける。また、義歯装着の困難を訴えることもあり、必要に応じて口腔保湿剤の使用もすすめる。

食事指導

更年期女性の食嗜好の特徴として、ストレスが関係しています。更年期には、ほてり、のぼせ、イライラなど、さまざまな不快な症状を感じるため、日常生活におけるストレスが高いことが想像できます。そして「甘いものを食べたくなる」「食欲がなくなる」などの食嗜好の変化が起こります。

［食と栄養］

カルシウム摂取量は、更年期症状の自覚がない人より著しく低下し、コレステロール摂取量は、著しく高くなりがちです。

更年期障害を有する患者では、カルシウム、鉄、レチノール等の量、ビタミンCの摂取量が少ない傾向にあります。充足させるためには、牛乳・乳製品、小魚、海藻類、緑黄色野菜、大豆・大豆製品を毎日バランスよく摂取することが大切です。とくに大豆は、女性ホルモンに似た成分が含まれ、更年期の症状の改善に役立つといわれています。

また骨代謝にはカルシウム摂取が必要で（吸収率が高いのは牛乳、ヨーグルトなどの乳製品）、脂質代謝異常の場

合は、コレステロール低下作用がある食物繊維（野菜や海草、豆類）の摂取が必要となります。
　また、アルコールや甘い物の摂取を控えるよう指導します。

> **Q** 50歳前後の女性で、「舌がヒリヒリする」とか「舌がとがった歯や補綴物に当たって痛い」と訴えることがあります。「食べ物の味がしない」という味覚障害の場合もありますが、どのように対応すればよいでしょう？
>
> ■ 更年期障害のため、ホルモンのバランスがくずれ、**A** 唾液量の減少が一因ではないかと疑われます。現在の身体状況、生活環境を確認し主治医と相談のうえ、歯牙、補綴物の原因が疑われる場合、研磨で対応します。さらに改善がみられない場合は、状況により、唾液量を測定し正常値以下（0.7mL/分）であれば、オーラルウエット®など、潤いを与える効果のあるスプレータイプの製品など使用してもらい、唾液腺のマッサージの説明をします。また、症状が顕著な場合、総合病院への紹介を行います。

老年期

社会的には人生の完成期であり、
人生のなかで大きな精神的変化を迎える老年期。
仕事を退職したり、夫や妻と死別したり、
また介護に携わったりと、老年期の方には
いろいろと精神的に大きな変化があります。
肉体的にも歳を重ね、
しだいに内臓は委縮していきますが、
しかし脳や神経の衰えは他の臓器に比べれば
それほどでもありません。
創造力や判断力は、
何歳になっても高められることが
わかっています。

老年期の特徴

老年期の人は、身体的に次の特徴をもっています。
①1人で多くの疾患をもっている
　高齢者ほど有する疾患の数が多くなる傾向がある。
②個人差が大きい
　疾患の現れ方も人により異なる。つまりとくにきめの細かい配慮が必要となる。
③症候が非典型的である
　同じ疾患に罹患しても高齢者では成人と異なった症状を呈することが多い。
④水・電解質代謝異常を起こしやすい
　高齢者では、細胞内水分は減少しており、脱水を起こしやすい。また体内総カリウム量が減少しており低カリウム血症を起こしやすい。
⑤慢性の疾患が多い
　疾患が治りにくい傾向がある。
⑥薬剤に対する抵抗が成人と異なる
　若年者と同じ体重でも不活性の脂肪組織が多いために若い人と同じ量を投与すると過剰になる危険がある。
⑦生体防御力が低下しており、感染症や悪性腫瘍に罹患しやすい
　また、老年期の人が病気になった場合、その予後が医療のみならず社会的環境により大きく影響されることも特徴です。高齢者の疾患の予後に大きな影響を与える社会的環境のなかでもっとも重要なものは家族ですので、その家族に対するケアが必要になることもあります。

老化の性差

100歳以上の長寿者は、2011年の厚生労働省の資料によると、総数が47,756人で、そのうち男性6,162人、

女性 41,594 人で、女性が 87％をしめています。世界のほとんどの国で女性は男性よりも長寿であることがわかっています。

女性が長生きをする理由としては、女性は男性に比べ飲酒や喫煙率が低いということ、また社会的なストレスをためにくいなどの違いがあると思われますが、ひとつは遺伝子的要素が大きいといわれています。

また基礎代謝の面からみても、女性は男性に比べて基礎代謝量が少ないので、少ないエネルギーで生命を保つことができるといえるでしょう。さらに女性は卵巣から分泌される女性ホルモンのエストロゲンに健康を守られているという点も大きい要因と思われます。

そして、男性と女性ではかかりやすい病気も違い、同じ薬を服用しても薬の効き方や、副作用の現れ方も異なります。また同じ病気でも、男性と女性では発症しやすい年代が違ってきます。

たとえば代表的なものとして、動脈硬化があげられます。女性は月経のある間は女性ホルモンのエストロゲンのおかげで血管の健康が守られていますが、閉経を過ぎると一気に動脈硬化が進むことがわかっています。

ほかにも、痛風は男性に多く、甲状腺の病気は圧倒的に女性に多くみられます。骨粗鬆症なども女性に圧倒的に多く、しかも男性よりも若い年齢にみられます。これは、女性は閉経期以後、エストロゲンの減少により骨密度が急速に低下するためで、50 歳代後半から骨粗鬆症が急増し、65 歳以上の約半数が骨粗鬆症だといわれています（p.150 参照）。

認知症でも、男性では脳血管型が多く、女性ではアルツハイマー型が多い傾向があります。また両者を併発している混合型認知症も多くみられます。

老年期精神疾患

老年期に初発する精神障害は、主として脳の老化過程に基づくものが多いことが特徴です。

老年期の精神疾患には、以下のものがあります。

◆認知症

認知症の原因として、アルツハイマー型と脳血管性によるものがあります。

- アルツハイマー型認知症→アルツハイマー病による脳の神経細胞の死滅（アルツハイマー病の原因は不明である）
- 脳血管性認知症→脳梗塞や脳出血などの脳血管障害による脳細胞の死滅

少しずつ症状が進行し、簡単な家事や仕事が困難になり、次に高度な知的障害が発現します。最終段階では寝たきり状態で喜怒哀楽がなくなり無表情となっていきます。認知症は本人にとって"漠然とした不安"との戦いといえます。

[症状]

病気などさまざまな原因で脳の機能が低下し、記憶や判断力といった知的機能や感情面に障害をきたし、それまでは普通にできていた日常生活に支障をきたす。

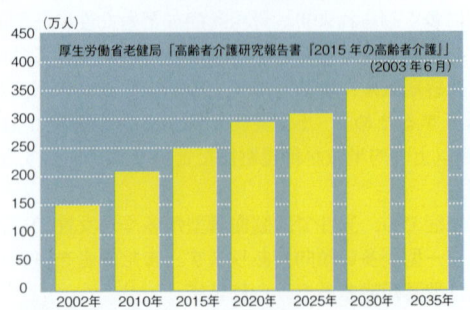

図❶　認知症高齢者数の現状と将来推計（平澤秀人：図説　認知症高齢者の心がわかる本．講談社，東京，2010.より引用改変）

[治療]

原因療法がない現在では対症療法が中心で、根本的な治療は難しい。

◘せん妄

感染症、中毒、代謝性疾患（糖尿病、甲状腺機能障害など）、器質性脳障害（脳外傷、脳血管障害、アルツハイマー病など）など脳機能に影響を及ぼすいろいろな原因によって生じます。

[症状]

集中困難、不眠、悪夢、錯覚、幻覚など。数時間ないし数日の間に発症し、しばしば夜間に増悪する。時間経過とともに症状が動揺する。

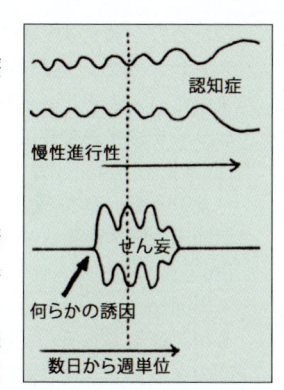

図❷　認知症とせん妄は症状は似ていても始まり方と経過が異なる（平澤秀人：図説　認知症高齢者の心がわかる本. 講談社, 東京, 2010. より引用改変）

誰かが来たと錯覚する妄想や、夜中でもこれから友達が来ると言ったりする。幻覚を見たり突然突拍子のない行動をとったりすることもある。意識障害のため、後から聞いても本人はそのとき何を言ったか、やったかはよく覚えていない。

[治療]

原因となる要因の除去に努める。せん妄は背景にある体の病気の急激な悪化と呼応し、急性に発症する特徴をもっているが、体の病気が治ればせん妄も治っていく。

◘うつ病、うつ状態

遺伝と環境の要因が関わるといわれています。すなわち「うつ」になりやすい要素をもつ人に生活や社会的なストレスが加わった場合に発症します。几帳面で神経質な人、

こだわりが強くまじめな人、責任感が強く勤勉な人など、ストレスへの対処がうまくできない人はうつ病になりやすいといえます。つまり性格と環境の相互作用でうつ病のなりやすさが決まります。

[症状]
　食欲不振、体重減少、吐き気、胸部の息苦しさ、頭痛、関節痛、睡眠障害、めまい、発汗

[対応]
　周囲からは「落ち込み」や「怠け」と捉えられがちであるが、病気であることを認識して対応する必要がある。対応のキーワードは「休息の安心と安定」である。むやみに励まされるとうつ状態が強くなったり、症状が改善してきて精神的エネルギーが回復してきたタイミングで励まされると自殺の危険性が高くなる。

老年期の身体疾患

　高齢者は慢性の疾患を抱えていることが多く、そのため常時服用している薬剤も多くなります。薬剤の副作用も多くみられ口腔内に影響するものもあるため、歯科治療にとりかかる前に十分な問診をすることが大切です。また全身の機能低下のために、急変しやすいという特徴をもっています。老年期の患者の疾患で注意すべきものを以下にあげます。

◘脳血管
　脳の血管に何らかの障害が起こり、脳神経細胞が損傷を受けたり、壊死に陥る病気です。急性・発作性に突然発症し、意識障害や片麻痺、失語症などの神経症候を呈し倒れてしまうことがあります。
　閉塞性：脳梗塞（脳血栓、脳塞栓）

出血性：脳出血、くも膜下出血　など

　後遺症で運動障害（麻痺、不随意運動）や感覚障害（しびれや鈍さが残る）が起きやすいため、日常生活では不自由することもあります。

　また高次脳機能障害で言葉の障害（失語）、行為の障害（失行）、認知の障害（失認）、記憶の傷害が残りやすく、これらは麻痺などと違い外からは見ることができない障害のため、周囲の理解が重要です。

> ◆ **歯科での注意** ◆
>
> 後遺症として嚥下障害が起こりやすいため誤嚥に注意が必要である。誤嚥性肺炎の予防のため口腔ケアをしっかりと行っていく必要がある。またワーファリン®（抗凝固薬）などを服用していることが多いため、既往をしっかり問診する。

①脳出血
　脳内を走行する細い血管の破綻によって生じる。発症には高血圧との関係がつよく指摘されているため、普段からの十分な高血圧のコントロールが重要となる。
[症状]
　頭痛および嘔吐を伴った突然の意識障害・半身麻痺・感覚障害など
[治療]
　血圧を下げる、止血剤の投与、出血による脳への圧迫、周囲の脳の腫れを軽減するための薬剤の投与、呼吸等の全身管理⇒さらに症状の安定が得られ次第、後遺障害の軽減を目標としたリハビリテーションが主体となる治療に移る。

②くも膜下出血
　脳の表面を走っている動脈にできた動脈瘤の破綻によって起こる。
[症状]
　突然の激しい頭痛、嘔吐

[治療]

くも膜下出血に伴う重大な合併症には、脳動脈瘤の再破綻、遅延性脳血管攣縮があり、これらの予防が治療の主体となる。外科的処置としては、以下のものがあげられる。

- 開頭クリッピング術→開頭手術で動脈瘤の頸部をクリップで止める
- 動脈瘤内塞栓術→動脈瘤の中に細い管を進めてプラチナコイルを止める

③**脳梗塞**

脳血管の一部が閉塞し、その支配下が壊死・軟化する

[症状]

半身麻痺、しびれ・感覚低下、意識障害、言語障害

[治療]

抗血栓療法には以下の2種類がある。

- 抗血小板療法→血小板の働きを抑えて血栓ができるのを防止する。
- 抗凝固療法→フィブリンができるのを防止する。

慢性期になると再発予防が大切になる⇒アスピリンをはじめとする抗血小板薬を用いる。塞栓物質ができるのを防ぐのにワルファリンカリウムを用いる。

◘神経

神経系疾患は、脳血管障害による中枢神経系の障害のほかにも高齢者に多い疾患です。歩行困難、振戦、疼痛、しびれなどの運動障害や感覚障害を伴い、また中枢性から末梢性まで原因は多様であり、加齢が関与しているものもあります。神経系疾患のなかには進行性で難治性のものも少なくありません。

進行すると体の立ち直りのバランスが悪くなり転倒しやすくなります。さらに進行すると薬の効いている間が非常に短くなったり、薬が効いて動けているときにも急にスイ

ッチが切れたように動けなくなってしまうことがあります。この現象は患者さんの意図とは別に起こることなので、周囲の人は動けないことを責めないようにしなければなりません。

> ◆ **歯科での注意** ◆
> 症状の進行にしたがい、ブラッシングがうまく行えず、口腔清掃が不十分となる。急激な体位変換に血圧調整機能が対応できず、脳貧血様発作を起こすことがあるため、ユニットを起こす際には注意を払う。

①パーキンソン病
　脳内物質（ドーパミン）が減少することでひき起こされることがわかっている。しかし、なぜ減少していくのかという原因はわかっていない。
［症状］
　動作の緩慢、歩行が小股になる、安静時の手足の震えといった運動の障害。
［治療］
　内服治療が一般的で、さまざまな薬剤を組み合わせて症状を軽減させる治療を行う。
- 脳の中でドーパミンを補う薬
- ドーパミンの脳内での分解を防ぐ薬
- ドーパミンの分泌促進をする薬
- ドーパミンに代わって働く物質の薬　など

②脊髄小脳変性症
［症状］
　原因は不明である。麻痺がないにも関わらず運動がうまくできなくなり、歩行や手の動き、発語や嚥下などが障害される原因不明の神経変性疾患。
［治療］
　脊髄小脳変形症そのものの進行を確実に抑える薬は現在

のところ見つかっていない。パーキンソン症状や起立性低血圧などの症状に対して、抗パーキンソン薬や血圧を上げる薬を使うことがある。

◘心臓

高齢者は加齢による動脈硬化があり、循環器系疾患をもっている人も多くなります。心筋梗塞のように生死に関わるような重篤な疾患もあれば、高血圧のように慢性的な軽度の疾患もあります。急激な運動はなるべく控え、心身ともに負担がかかりすぎない生活が大切です。

> ◆ 歯科での注意 ◆
> ペースメーカーを埋め込んでいる人がいるので注意する。
> カルシウム拮抗薬を服用している場合がある。

①狭心症

階段を上ったり、急いで歩くと胸が締めつけられる。
血液の流れが低下し栄養や酸素の供給が不足することによって生じる。

【薬物療法】
- 狭心症発作時に、ニトログリセリンまたはニトロールの舌下錠やスプレーを使用する。
- 抗血小板薬（血栓をできにくくする薬剤）を使用する。

また、高血圧・糖尿病・高脂血症は動脈硬化を引き起こしやすいため、まずは動脈硬化を予防することが大切である。これらの予防法として、以下の項目があげられる。
- 食生活、生活習慣の見直し
- 肥満を防ぐ
- 禁煙
- ストレスを避ける
- 規則正しい生活を送る

②心筋梗塞

冠動脈狭窄部位が血栓により閉塞し、その部分の心筋に栄養や酸素の供給がなくなって心筋細胞が死滅、収縮機能を失ってしまうことにより引き起こされる。動脈硬化の進んだ高齢者に多く、男性に起こりやすいといわれているが、加齢とともに女性の発生率が高くなる。

[症状]

突然、全胸部に激しい痛みが起こり、15分以上続く。持続性の胸痛とともに不安感、動悸、息切れ、冷汗、めまい、脱力感を伴う。ほかには顔面蒼白、吐き気など。

[治療]

心筋梗塞の原因が血栓であるため、可能な限り抗凝固薬や抗血小板薬の投与を行う。

③心不全

心臓の血液を送り出すポンプとしての力が弱まり、身体が必要とする血液を十分に送り出せなくなることにより引き起こされる。

[症状]

体を動かしたときの息切れや咳、体のだるさ、下半身のむくみなど。心臓の病気はその原因にかかわらず最終的にはすべて心不全となる

[治療]

治療の目標は、自覚症状を軽くして生活の質を向上させることと、進行を予防して寿命を延長させることである。また心不全を生じた原因が明らかであれば、その病気の治療を行う。

◘呼吸器

加齢による肺の残気量の増加、気管支の繊毛運動の低下、誤嚥などに伴い、高齢者の疾患として、呼吸器系に関するものはたくさんあります。急性疾患として肺炎は生死に関

わることもあれば、慢性疾患としては慢性閉塞性肺疾患があり、在宅酸素療法で通常に近い生活を営むこともできます。また注意すべき疾患として、高齢者の肺結核は無視できません。

> ◆ **歯科での注意** ◆
> 口腔内を清潔に保つ必要がある。介護を受けている場合は介護者にも口腔ケアの方法を指導する。

①肺炎（高齢者の肺炎・誤嚥性肺炎）

口腔咽頭内に定着した菌を下気道に吸入することによって肺炎を引き起こす。

[症状]

咳、痰、発熱などの症状がない。老化による生理機能の低下のため、咳・痰・発熱などの典型的な臨床症状を欠くことが多く、発見が遅れる可能性がある。

[治療]

まず予防が大切になる。誤嚥の予防がとくに大切になる。そのため口腔ケアをしっかり行い、口腔内に肺炎病原菌の定着を防ぐことが重要である。

次に食べ物にとろみをつけて飲み込みやすくする工夫や、食事中や食後、また就寝中に上体を起こすといった姿勢の工夫が必要である。服薬治療として降圧剤のアンジオテンシン変換酵素阻害薬が嚥下・咳反射の改善に、抗血小板薬が脳血管障害の予防に有効で、ひいては肺炎の予防につながる。

②気管支喘息

高齢者の喘息にはアレルギー性のものは少なく、長年にわたる喫煙や大気汚染物質の吸入によって、自分でも気がつかないうちに肺気腫・慢性気管支炎を併発していることがある。

[症状]

夜間から早朝によく症状が現れ、運動後や風邪をひいた後にほこり、冷気、たばこの煙の吸入などによって、吸入時に「ゼーゼー、ヒューヒュー」という喘息が起こったり、咳、呼吸困難が発現する。

[治療]

治療として吸入ステロイドと気管支拡張剤が中心になる。気管支拡張剤の副作用で手足が震えることがある。

◻消化器

消化器系疾患は、口から肛門まで、およびそれに付属する肝臓、胆嚢、膵臓などを含めた臓器の疾患をいいます。胃炎など日常的な疾患もあれば、増加している大腸がんのような疾患もあります。また便秘のように、高齢者にとっては日常的な症状も含まれます。

①胃潰瘍・十二指腸潰瘍

胃液によって胃自身が障害を受けて形成される。潰瘍を作る原因として消炎鎮痛剤（痛み止めや解熱剤）の内服、ストレス、アルコールの飲みすぎなどがある（胃の防御因子を弱めるため）。

[症状]

空腹時、みぞおちのあたりが痛む。ひどくなると出血して吐血したり、真っ黒なタール様の便が出たりする。

[治療]

胃酸（攻撃因子）を抑える薬を飲むことによりほとんどの潰瘍が治る。

②胃がん

日本は世界的にみても有数の胃がん多発国である。危険因子として、塩分の多い食べ物の摂りすぎ、ヘリコバクター・ピロリ菌の感染、喫煙、焼肉や焼き魚など焦げたものの大量摂取などがあげられる。

[症状]

　早い段階のがんでは特有の症状がないものがほとんどだが、痛み・不快感・胃が張る感じなどの症状がみられる場合がある（とくに高齢者では症状に乏しい場合が多い）。

　がんが進行して大きくなると、食べ物がつかえる、体重減少、貧血などの症状がみられるようになる。

[治療]

　切除が基本となる。

- 早期胃がん：転移がないと考えられるものに対しては内視鏡を使って切除を行う。
- 進行したがんや転移の可能性があるがん：外科的に切除を行う。

③腸閉塞

　機械的腸閉塞は、腸にねじれや折れ曲がりが生じたり、腫瘍などで腸の中が塞がれてしまい生じる。

　機能的腸閉塞は、腸の働きをつかさどる神経の異常や炎症の波及により腸の働きが悪くなり内容物が肛門の方へスムーズに移動できないために生じる。

[症状]

　激しい腹痛、吐き気、嘔吐、おなかが張る、排便できずオナラがでない。

[治療]

　腸閉塞が疑われたときには入院になる。食事は経口摂取ができないため点滴を行う。鼻から胃や腸にチューブを入れ、たまった体液を外に出して胃や腸の中を減圧する。この方法で症状が改善すればチューブからの吸引を止め、問題がなければチューブを抜く。

④大腸がん

　食生活の欧米化が大腸がん急増の背景にあるとされている。

- 動物性脂肪の摂りすぎ⇒動物性脂肪を多く摂ると、消化・

吸収するために多くの胆汁酸が分泌され、その代謝産物から発がん物質ができると考えられている。
- 食物繊維の不足⇒食物繊維は消化吸収されないため、便の量を増やして発がん物質の刺激を弱めたり、便秘にならないようにする働きがある。結果的に発がん物質が大腸粘膜に接触する時間が短くなる。

[症状]

血便・便秘や下痢などの便通異常および腹痛。ただし、初期にはほとんど症状がない。

[治療]

早期がんの一部は、大腸内視鏡で切除することが可能だが、進行がんでは外科手術が第一選択となる。

⑤胆石症

胆石の原因は、コレステロールによるものが大半をしめている。肝臓で作られる胆汁がコレステロールで飽和してしまうと、コレステロールの結晶ができやすくなることで起こる。発症要因としては、加齢・肥満・女性・妊娠・過激なダイエット・小腸の病気・薬剤・食生活などがあげられる。

[症状]

胆汁は、胆嚢にためられたあと総胆管を通り十二指腸に排出される。この胆汁の通り道にできる結石を胆石という。胆石症は胆嚢（胆嚢結石）・総胆管（胆管結石）・肝臓内（肝内結石）で発症するものに分けられる。食後に急に腹部や背中が激しく痛む。

[治療]

無症状の胆嚢結石は経過観察を行う。治療として、小さな胆石の場合は経口溶解療法（薬で胆石を溶かす方法）、ほかには小さな穴を開けて胆嚢をとる方法、衝撃波で石を粉砕する方法、手術で結石をとる方法などがある。

⑥胆嚢炎・胆管炎

胆管は十二指腸とつながっているので、逆行性に腸より大腸菌などの細菌が流入して炎症がおきる場合が多い。胆嚢結石・胆管結石・胆泥（結石となる前の泥状の浮遊物）と合併する場合がほとんどである。

[症状]

右上腹部が痛い、黄疸、発熱。症状が重くなると敗血症となり、出血が止まらなくなる状態を併発して意識状態が悪くなったり、ショック状態となることもある。

[治療]

絶食とし、抗菌薬を点滴する。結石が原因となっている胆管炎の場合は結石を砕石、除去する。

⑦肝炎

肝炎は急性肝炎と慢性肝炎に分けられる。急性の場合、ほとんどがＡ型、Ｂ型、Ｃ型肝炎ウイルスによるウイルス性肝炎である。

慢性肝炎は、Ｂ型あるいはＣ型ウイルス、アルコール、常用薬剤により肝細胞が持続的に破壊され、炎症が引き起こされる場合が多い。

■**急性肝炎**

[症状]

微熱、倦怠感の感冒様症状に引き続いて、右上腹部痛、黄疸などが出現してくる。

[治療]

入院、点滴、安静などの保存的治療によって数週間で治癒する。ただしＢ型あるいはＣ型肝炎ウイルスによる急性肝炎の場合は慢性肝炎に移行することがあり、退院後も十分に経過観察する必要がある（Ａ型肝炎は慢性化しない）。

■**慢性肝炎**

[症状]

自覚症状としては倦怠感、微熱などで、無症状にて健診

などの採血で発見される場合もある。
[治療]
　肝炎の種類により、治療が異なる。
- B型肝炎：インターフェロンの注射、ラミブジンの内服
- C型肝炎：ウイルスのタイプと量によるが、リバビリンの内服＋ペグインターフェロンの注射[※]を使用

※）インターフェロン療法は肝炎ウイルス除去を目的としている。ただし副作用の多さ（発熱、食欲減退、白血球減少など）や治療が長期にわたることなどから高齢者に対する対応は慎重にすべきで、専門家に相談する必要がある。

◘泌尿器

　尿路系は腎臓から尿道までをいい、尿の産生から排泄までの働きをします。この尿路系には腎不全、尿管結石、膀胱炎、前立腺肥大、失禁などの多様な疾患があります。

　腎不全を患っている患者は人工透析を行っている場合があります。急性腎不全は、脱水や薬剤によるものが多く、慢性腎不全の場合は、腎炎、糖尿病、膠原病、薬剤等多様な原因があります。

　　◆ 歯科での注意 ◆
　腎不全患者はウイルス性肝炎の罹患率が高く、その点も確認する。観血処置を行う際は、出血傾向に注意する。

①腎不全
- 急性腎不全：数日から数週間で急に腎機能が低下した場合
- 慢性腎不全：数年以上かけてゆっくり低下する場合

[症状]
　倦怠感、息切れ、食欲不振、むくみなど。高度になれば、呼吸困難、けいれん、意識障害、嘔気、嘔吐、胸水貯留、極端な貧血、心電図異常など生命に危険が及ぶ状態となる。

[治療]

まず原因となる病気の治療を行う。おもな治療法として以下のものがある。

- 薬物療法

症状に応じて薬剤が処方される。
- ・貧血に対して造血ホルモンを注射する
- ・カルシウム異常に対して活性型ビタミンDを服用する
- ・廃物（尿毒素）の排泄のために経口吸着剤を服用する
- ・アシドーシスの是正のために重曹を服用する
- ・高カリウム血症に対してカリウム吸着剤を服用する
- ・血圧の高い場合には降圧剤を服用する
- ・むくみのある場合には利尿剤を服用する

- 食事療法

低たんぱく高カロリー減塩食を食べる。

- 人工透析

腎不全が進行すると血液中に老廃物が蓄積し、尿毒症を引き起こす。こうした場合、生命にかかわる危険があるため人工透析を開始する。人工透析には血液を透析器に送りこむ「血液透析」と、腹腔内に透析液を潅流させる「腹腔透析」がある。

②尿路感染症

尿の通り道に菌が入ることにより引き起こされる。

[症状]

排尿時に下腹部が痛む。菌が入った場所によって、腎盂腎炎、膀胱炎、尿道炎などに分類する。入った場所ごとに調子が悪くなるが、症状がないことも珍しくない。とくに高齢になるにしたがって、つねに膀胱内に菌がいる人が増える。

[治療]

無症候性慢性膀胱炎、無症候性細菌尿：つねに膀胱内に菌がいる場合を無症候性慢性膀胱炎、無症候性細菌尿とい

い、このような膀胱炎は困ったことが起きることは少ないので治す必要はない。
膀胱炎：菌を殺す薬を数日間服用することで、ほとんどの場合が完治する。治りにくい場合は、別の病気が隠れていないか検査が必要である。
腎盂腎炎：菌を殺す薬を服用する。それでも熱が4〜5日続くのでかなり体力を消耗する。

③前立腺肥大症

メカニズムは明らかにされていないが、年齢とともにがん以外の原因で前立腺がだんだん大きくなることがある。前立腺が大きくなることで排尿の調子が悪くなる。

[症状]

残尿感、頻尿、尿意切迫感、尿の勢いが弱い、排尿時に力まないと出ない。夜何度もトイレに行く。

[治療]

まずは経過観察としていくが、残尿がなく本人があまり困っていなければ治療を行う必要はない。症状に変化がないか経過観察を行う。

- 薬物療法

薬物療法として前立腺の緊張をとって尿の出方をよくする薬を服用する。しかし、薬を使用している間は効果があるが、薬をやめると効果がきれてしまう。

- 手術

尿道を通してカメラを入れ、尿の出口を邪魔している前立腺の中身を削り取る手術が広く行われている。

◘関節・骨

高齢者は骨粗鬆症を背景として骨、関節の変形、骨折が起こりやすく、また廃用性に筋力が低下しやすくなります。転倒の予防は高齢者にとくに重要です。

また、関節リウマチは、恒常的な慢性疼痛と、進行性の

肢体不自由という「二重苦」を背負った疾患です。さらに肢体不自由は進むと仕事を続けることが困難になるので、身体的・社会的・経済的困難に耐え、長期の療養生活に耐えている状態の人が多いといえます。精神的・心理的なストレスにさらされている状態なので、対応には気配りが必要です。

> ◆ 歯科での注意 ◆
>
> 関節に変形や痛みがある場合は、患者さんの負担にならず、しかも使いやすい歯ブラシなどの清掃用具を指導する。リウマチの治療薬の副作用として口内炎や日和見感染を起こしやすいものがあるので服薬をよく問診する。ステロイドを服用していることがある。

①変形性関節症

関節構成要素の年齢による変化を基盤として遺伝的要因、加齢、肥満、繰り返しの亜脱臼・脱臼、労働、スポーツなどによる関節への負担等がその進行に関与している。

[症状]

初期には関節を使いすぎた後に痛みを生じ、安静で治まる。進行すると軽い運動や安静時にも痛みをきたし、夜間痛もよくみられる。関節を強く曲げ伸ばしたり、関節炎で関節が腫れ、水が溜まる。

[治療]

初期には抗炎症薬や痛み止めの薬を服用したり、痛み止めの入った湿布剤やテープを貼ったりすると治まる。関節炎では関節内ヒアルロン酸など関節保護剤の注入も有効である。関節内へのステロイドの注入療法は乱用すると関節破壊を強めることもある。

進行した場合、関節鏡視下手術も有効である。

②関節リウマチ

完全に病気の原因がわかっているわけではないが、患者

さんの免疫系に異常があるため、遺伝子の異常か、感染した微生物の影響などが考えられている。

[症状]

全身の複数の関節に炎症が起こり、腫れと痛みを伴い、しだいに関節の破壊（変形）と機能障害（強直）が進行する。痛みと腫れが数週間から数ヵ月の間に除々に起こる。触れると熱感があることもある。

症状は天候に左右されることが多く、天気が崩れだす前、寒い日、雨の日には痛みが強くなる。全身症状として疲れやすさ、脱力感、体重減少、食欲低下がみられる。

[治療]

治療には薬物療法を行い、関節破壊の進行を防止する。関節の可動範囲の維持や筋力低下の予防には、リハビリテーションが必要である。

◘皮膚

年齢を重ねるに伴い、皮脂の分泌量の減少など皮膚の持つ機能が低下してしまいます。それにより水分を保つことができなくなり、皮膚の乾燥をまねきます。その結果、皮膚のバリア機能が低下し、今まではとくに気にならなかったくらいのちょっとした外からの刺激にも、かゆみや湿疹などの症状が起こりやすくなるのです。疥癬に罹患した患者の場合、隔離されていることがあります。

> ◆ 歯科での注意 ◆
> 褥瘡を呈している場合、ユニットの座り方、角度に気を配る。褥瘡ができる原因として、寝たきりがあげられる。無理にユニットへの移動を行わず、ベッド上で治療を行うなどの配慮を（往診紹介など）。

①褥瘡

寝たきりや知覚障害のある高齢者にできやすい傾向にあ

る。圧迫を受けやすい部位によくでき、痩せて骨が出てくると圧迫やずれを受けやすくなるのでできやすくなる。
[症状]
　圧迫による皮膚の潰瘍（床ずれ）。
[治療]
　マットレスを使って圧迫を避けたり、スキンケアを適切にしたりする。感染を合併すると命取りになることもあるので、壊死した皮膚を取り除く必要がある。十分な栄養補給とリハビリテーションも褥瘡の治療に必要である。褥瘡治療で大切なことは予防を平行して行っていくことで、そうしなければ、また同じところに褥瘡ができてしまう。

②**疥癬**
　皮膚の中でヒゼンダニの雄と雌が交尾して卵を産みつけ、ヒゼンダニが増殖していき、虫へのアレルギー反応を起こして症状がでる。
[症状]
　激しい痒みと赤いぽつぽつ。疥癬は人から人へ感染するため、高齢者の施設などで集団感染することがある。
[治療]
　外用薬と内服薬が用いられる。
外用薬：とくに手の指の間や、股、脇の下などにすみずみまで外用薬を塗ることが必要になる。
内服薬：イベルメクチンという内服薬が特定療養費という枠組みで疥癬に用いることができるようになった。

◘血液

　血液のおもな細胞は赤血球、白血球、血小板です。これらの細胞は骨髄で作られ、全身を回り酸素を運搬したり、侵入した細菌の増殖を抑えたり、出血すると血液を固まらせたり、さまざまな機能をもっています。

老年期

> ◆ 歯科での注意 ◆
>
> 白血球・赤血球・血小板の著しい低下により感染症や出血が起こりやすくなるため、感染予防や処置後の止血に注意する。また化学療法期間中には高い確率で、吐き気・食欲不振・だるさが現れるため、場合によっては積極的治療は控える。

① 貧血

若年者は、鉄分が不足したり、消化管からの出血、または月経過多があったりして血液の生産が間に合わないために起こる貧血があり、この鉄欠乏による貧血は原因疾患を治療し、十分な鉄分を補給すれば治る。しかし高齢者の貧血は、骨髄の異常に起因する頻度が高い。

[症状]

血液中の赤血球数が基準値を下回っている状態で、言い替えると血が薄くなった状態。貧血がひどくなると動悸、息切れ、倦怠感などの症状が現れる。

[治療]

貧血の原因により治療法は異なる。鉄やビタミンが不足している場合、その補充を行う。貧血を起こしている原因の病気がある場合は、その原因の病気を治療することが必須である、しかし、関節リウマチやがんなどすぐに治癒するとは限らない病気が多いため、診断後も貧血の治療は容易ではない。

② 白血病

白血病は血液のがんといわれ、異常な造血細胞（白血病細胞）の一群が、骨髄で異常に増殖して正常な造血を阻害し、多くは骨髄のみにとどまらず、血液中にも白血病細胞が溢れ出てくる疾患。いろいろな要因によって生じた遺伝子の異常に深く関わっていると考えられている。

[症状]

高齢者の白血病は緩やかに症状が現れることが多く、体

がだるい、胸がどきどきする、息が切れる等、風邪のような軽い症状とともに口の中や皮膚に出血して紫色の小さい点や大きなしみが徐々に広がることで気づくことが多い。
[治療]

治療には、抗がん剤が使用される。安全性や闘病生活の快適さを重視して、抗がん剤の量や種類をかえて副作用の弱い治療が選ばれる。

③悪性リンパ腫

リンパ系の組織から発生する腫瘍で、リンパ球がその組織を壊しながら無秩序に増える病気である。ときには脾臓、扁桃、消化管、生殖器、乳腺、甲状腺および皮膚などのリンパ節以外の場所で増えることもある。
[症状]

発熱、盗汗（寝汗）、体重減少。その他に血管や神経の圧迫による浮腫、しびれ、呼吸不全など腫瘤形成に基づく症状が出現することがある。
[治療]

抗がん剤の点滴治療、放射線照射、モノクローナル抗体（がん細胞だけを鑑別する性能をもつ抗腫瘍薬）療法などが行われ、多くの場合それらの効果が期待できる。

◘内分泌代謝疾患

内分泌代謝疾患は、ホルモンを作る内分泌臓器の障害により、ホルモン分泌の異常（増加または低下）が起こった状態か、またはそのホルモンが作用する対象臓器の異常（ホルモン受容体やホルモン情報の障害）により、ホルモン作用の異常が起こった状態です。

①脂質異常症（高脂血症）

体内の脂質の流れがうまく調節できなくなったり、食事から体の中に入ってくる脂質の量が多くなりすぎたりして、血液中のLDL（悪玉）コレステロールやトリグリセ

表❶　脂質異常症の診断基準値（空腹時採血）

LDLコレステロール値	140mg/dL以上
HDLコレステロール値	40mg/dL未満
トリグリセライド（中性脂肪）値	150mg/dL以上

（日本動脈硬化学会編『動脈硬化性疾患予防ガイドライン 2007年版』p6より引用改変）

ライド（中性脂肪）が多くなりすぎた状態、またはHDL（善玉）コレステロールが少ない状態が続く病気である（**表❶**）。

[症状]

　無症状であるため自分ではまったく気づかない。血液中の脂質が血管の内側にたまって動脈硬化を引き起こし、そして心筋梗塞や脳梗塞の発作を起こす危険因子である。

[治療]

- 食事療法：コレステロールを多く含む食品を減らす。食物繊維を多く含む野菜などを積極的にとる。糖質やアルコールを控える。肥満を解消・予防するために摂取カロリーのコントロールを行う。
- 運動療法：適度な強さのウォーキングなどの有酸素運動を続ける
- 薬物療法：LDLコレステロールを下げる薬や、トリグリセライドを下げる薬を服用する。
- LDLアフェレーシス：服薬でLDLコレステロール値が下がらない場合や、急いで下げる必要がある場合に行われる。腕などの静脈から血液をゆっくり取り出し、血液中からLDLコレステロールだけを除いて、血液を再び患者に戻す療法。

②高尿酸血症・痛風

　何らかの原因で血液中の尿酸の濃度が上昇して飽和濃度を越えると、体の中に蓄積していき、溶けなくなった尿酸はナトリウムと塩を作り結晶になる。この尿酸塩の結晶が関節の内面に沈着していく。痛風発作は、尿酸塩に対して

体の防御機能である白血球が反応し攻撃するときに起こる。
[症状]
　突然、足の指の付け根の関節が赤く腫れて痛みだす。痛みは激烈で2、3日はまったく歩けなくなるほどである（痛風発作）。痛みは1週間〜10日でしだいに治っていくが、半年から1年たつとまた同じような発作が起こる。これを繰り返しているうちに足首や膝の関節まで腫れはじめ、腎臓などの内臓が侵される。
[治療]
- 痛風発作時：非ステロイド系抗炎症薬・コルヒチンを服用する。重症の場合、副腎皮質ステロイド薬を静脈注射する。
- 発作時以外：尿酸コントロール薬を服用する（尿酸を下げる薬）。尿酸値は下げないが尿中の尿酸を溶けやすくして尿路結石を予防する薬を毎日服用して、体内に蓄積した尿酸を減らし、痛風発作を予防したり腎障害を改善させる。

◘水・電解質異常

　細胞内液や外液の電解質が、正常値を逸脱した状態をいいます。ナトリウムやカリウム、カルシウム、マグネシウムといった無機の電解質は、腎やホルモンの作用によって、一定範囲の濃度に調節され生体の恒常性を維持しているのです。

①脱水症

　加齢変化により基礎代謝量が減少し、代謝によって生成される水分が減少する。とくに筋肉・皮下組織などにおける備蓄水分量が減少する。またのどが乾きにくくなり、水分補給が減少する。高齢者の一部では、失禁や夜間頻尿などを気にして水分をとらず我慢したり、食欲低下などから水分摂取が思うようにできなくなり最終的に脱水症になることもある。

[症状]

皮膚や口唇、舌の乾燥・皮膚の弾力性低下・微熱が認められたら脱水症を疑う。食欲低下・易疲労感・脱力・立ちくらみ・意識障害・血圧低下・頻脈なども出現しやすい。

[治療]

まず栄養状態も含めた食事摂取状況を確認し、次に脱水の原因（食欲不振や意識障害など）を探し、根本的な治療が必要かどうかを考える。軽症であれば、手近に飲み物を置きいつでもすぐ飲めるように配慮する。入浴前後や就寝前、起床時などにも水分補給を勧める。急速な水分摂取はなるべく避け、より緩徐な水分摂取を行う。

下痢や嘔吐、多量の発汗では多くの水分だけでなく電解質も失っている、したがって、水分だけでなく電解質も速やかに補給する必要があるので、イオン飲料を摂取するほうが望ましい。

◘感覚器

視覚、聴覚、嗅覚の感覚は加齢とともに低下します。こうした背景をもった高齢者に特有の疾患として白内障などがあり、生活に支障をきたします。高齢者になると、視力や聴力の低下から日常生活で不自由することが増えてきます。

◆ 歯科での注意 ◆

患者対応時、話し声の大きさやスピードに気を配る。

①白内障

水晶体の主成分であるクリスタリンというたんぱく質が加齢に伴って変性することにより、水晶体に混濁が生じる。

[症状]

水晶体が混濁して、ものがかすんで見える、片目で見ても物が二重に見える、光がまぶしい、近視になるなどの症状が現れる。

[治療]
- 点眼薬・内服薬

  水晶体の混濁を遅らせることを目的としているが、これらの薬によって一度混濁した水晶体が透明に戻ることはない。
- 手術

  濁った水晶体を取り除き、人工の透明なレンズ（眼内レンズ）に交換する。

②緑内障

球内の眼圧が高まって視神経が侵される。そのため、視覚神経刺激が脳へ伝わらなくなり視野が狭くなったり、視力が落ちたりする。

[症状]

視野が狭くなる、視力が落ちる。
- 急性タイプ：目の痛みや吐き気など強い症状が急激に現れる。
- 慢性タイプ：自覚症状がなく徐々に進行する。

[治療]

眼圧をその人にとって安全と考えられる範囲まで下げる。いろいろな種類の点眼薬を用いる。場合によっては内服薬、注射薬などを使う。

③老人性難聴

加齢に伴う耳の組織の萎縮や変性により起こる。

[症状]

一般的に両側の耳に同じように起こり、高い音のほうがより聞き取りにくくなる。会話の声が聞こえても、何を言っているのか内容が聞き取れない。

[治療]

補聴器を使用する。老人性難聴を回復させることは現段階では困難である。

老年期

memo-RU

老年期の患者と歯科疾患

　口腔機能が低下した高齢者の口腔内にはさまざまな問題が起こってきます。高齢者はさまざまな基礎疾患をもっていたり、多種類の薬剤を長期間常用していたりするため、その影響を受けやすいといえます。免疫力の低下や、低栄養・食欲不振もみられます。また、身体的なことのみならず、家族や近隣の人とのコミュニケーション不足による精神的な問題がみられることもあります。

　このように高齢者の口腔内所見や口腔周囲筋を観察するときは、高齢者を取り巻くさまざまな要因を捉えたうえで細やかに対応することが重要です。歯科に関わってくる問題としては、以下のものがあげられます。

✚残存歯の減少

　残存歯が20本を下回る60歳前後からは、摂食に何らかの不都合が生じ、摂食量を減少させる可能性があり、知らぬ間に低栄養をまねくことがあります。また、咬耗、摩耗による歯の形状の変化は、歯並びを変化させ、顎のスムーズな動きや咀嚼にも影響を及ぼします。

　総義歯を装着した人の咀嚼能率はかなり低下しており、8本以上歯を失うと野菜や肉類などが食べにくくなるため、食物繊維やビタミン、鉄などのミネラルの摂取量も低下してきます。

✚唾液の減少に伴う口腔乾燥

　服薬の影響により唾液分泌量が減少することがあります。そのため、咀嚼・嚥下機能、消化吸収機能、自浄作用が低下し、口腔の粘膜を傷つけます。そして、痛みを伴うことにより食欲が低下します。

✚味覚の加齢変化

　味蕾の数や感受性そのものにも変化が生じ、味覚が低下します。次に、高齢者の口腔疾患で注意すべきものをあげます。

老年期の患者と歯科疾患

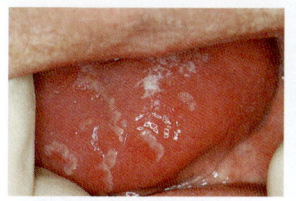

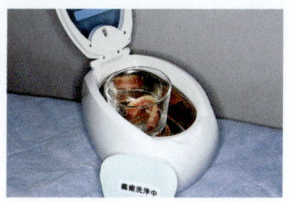

図❶　口腔カンジダ症の舌　　図❷　超音波洗浄器で義歯を洗浄

口腔カンジダ症

　義歯を装着している患者が多いことから、義歯の不潔により義歯性口内炎を起こしている患者が結構います。加齢などのさまざまな要因によって生体防御反応が低下すると日和見感染を起こし、カンジダ症を発症させることがわかっています（図❶）。

　カンジダ症の初期の段階では、軟らかいゼラチン状の白斑や結節を生じたり、また白い苔状物がさまざまな形で付着しますが、この白苔はぬぐいとることができます。さらに進行すると、舌と頬粘膜に摂食時の疼痛が起こりはじめます。

　また、そこに白い苔状物がみられるようになり厚さが増していって、ぬぐっても剥がれにくくなります。白板症との鑑別が重要となります。

［歯科衛生士の対応］
- 義歯の清掃指導。
- リコールごとの超音波洗浄器を用いた洗浄（図❷）。
- 舌に対する適切なケアの指導。
- 口腔カンジダ症は、抗菌薬や放射線治療による免疫力・抵抗力の低下が要因となっているため、その背景因子を見極める。
- 患者がステロイド剤使用者であれば、その種類、使用量、使用期間、使用による障害について問診する。

口腔乾燥症（ドライマウス）

唾液分泌量の減少により口腔内が乾燥し、口腔粘膜上の保湿度が低下する。

- シェーグレン型口腔乾燥症：シェーグレン症候群や放射線治療によって唾液腺が損傷され、唾液の分泌が減ったりなくなったりすることで引き起こされる口腔乾燥症。
- 非シェーグレン型口腔乾燥症：実際の臨床で遭遇する大部分の口腔乾燥症がこれに該当し、口腔機能と密接に関連していると考えられる。

口腔乾燥症により舌痛・味覚障害が引き起こされるのは、唾液分泌や保湿度が低下することによって口腔内での摩擦力が増大し、舌粘膜への刺激が増えたり、微小外傷ができたりするためである。

[原因]

唾液腺あるいは唾液腺導管の傷害、唾液腺の支配神経の傷害、口呼吸、口腔機能の低下、シェーグレン症候群などの全身疾患による症状、服用薬剤による副作用や情緒的な要因によると考えられている。

[治療]

水分補給、口腔リハビリテーション、唾液腺マッサージ、生活習慣の改善、副作用の少ない薬剤への変更などがあげられる。これらが困難な場合や早急に対応が必要な場合は、口腔保湿剤の使用が有効となる。

[歯科衛生士の対応]

唾液腺のマッサージ（図❸）を指導したり、口腔保湿剤を使用する（図❹）。

口腔保湿剤には「液状」「液状スプレー」「ジェル状」の3タイプがある。咽頭部への影響や嚥下機能、全身状態などを考慮した選択が必要である。また、日中は、液状スプレーを使用し、夜間は持続効果が期待できるジェル状を使うなど効果的な方法を検討する。

老年期の患者と歯科疾患

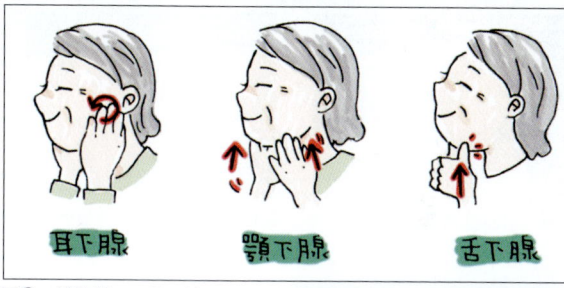

図❸　唾液腺マッサージ

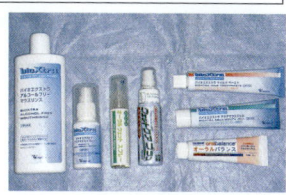

図❹　口腔保湿剤

[生活背景]

　ビスケットのような乾燥した食べ物が食べにくい、味覚異常を伴うと何を食べても味が薄いと感じる。何を食べてもまったく味がしない、味を取り違えるなどといった食事時の満足度の低下につながる。

根面う蝕

　残存歯数の増加とともに根面う蝕は今後ますます増加することが予想されます。歯肉退縮や補綴物の有無、唾液の流動性の状況などの要因によって根面う蝕のリスクは高まります。

[原因]

　残存歯の減少により義歯を使用する高齢者が増え、それに伴いクラスプのかかっている歯や義歯床が接している歯のプラークコントロールが困難になる。

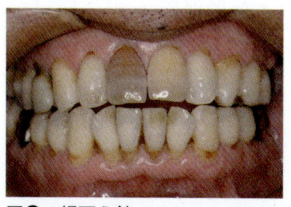

図❺　根面う蝕

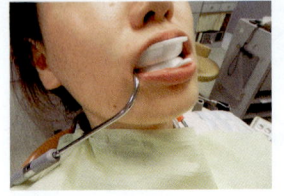

図❻ フッ化物配合ペーストを用いた対応

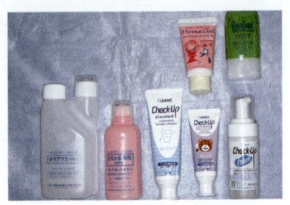

図❼ フッ化物配合の歯磨剤および洗口剤

　また孤立した歯の清掃困難により根面う蝕は多発する。加齢に伴う歯肉退縮も根面う蝕のリスクを高める要因である。

[治療]
　コンポジットレジンやグラスアイオノマーセメントによる修復処置を行う。

[歯科衛生士の対応]
　フッ化物を応用し、以下の対応で、根面う蝕を予防する。
- 定期的にフッ化物歯面塗布を行う（図❻）。
- セルフケアとしてフッ素洗口を行ったり、フッ化物配合歯磨剤を使用してもらう（図❼）。
- 露出根面のクリーニングには歯ブラシ以外の補助清掃用具が必要である。歯間ブラシやデンタルフロスなど、歯間清掃用具の指導を行う。
- 局所的なフッ化物の適用としてフッ化物配合研磨ペーストによるう蝕病巣表面の形態改善と滑沢化などを定期的に行う。
- 歯肉退縮を予防するためにブラッシング指導を行う（図❽）。とくに強すぎるブラッシング圧に注意する。

[生活背景]
　根面う蝕には唾液減少が大きく関わっている。高齢

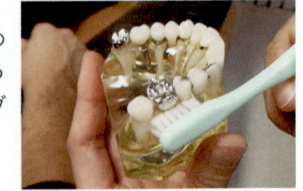

図❽ 模型上の修復物を用い、ブラッシング指導を行う

者は全身疾患や常用薬剤が唾液減少の原因になっていることがあるので問診でよく確認する必要がある。

補綴物の管理

　高齢者の口腔内には補綴物が多くみられる。欠損補綴の手入れの方法や、歯肉が退縮した根面が露出しているクラウン部のブラッシング方法などを指導する必要がある。また咬合の改善は間接的にプラークコントロールに役立っている（自浄作用）。

［歯科衛生士の対応］

- 修復物マージン：模型上の修復物を患者に示し、二次カリエスはフィニッシュラインから始まること、とくに歯肉縁下の歯頸部フィニッシュラインの清掃不良はプラークの蓄積や歯周疾患に関係することを説明する。
- 唾液量：口渇を訴える患者さんは口腔内の清掃が悪くなりがちである。唾液分泌促進剤の処方や唾液腺マッサージの指導、食事指導を行う。
- ブリッジ：ポンティック部に対し、サイズの合った歯間ブラシを指導する。ポンティックの形態によってはスーパーフロス（図❾）で指導する。

［生活背景］

　補綴物の管理にはプラークコントロールが重要である。人はみな生活環境が異なり、すべての人が規則正しく生活を送っているとは限らない。生活リズムが変調で清掃状況が不良な人には清掃時間・回数やいつ磨くのかなどを聞き出し、最善の方法を指導する。

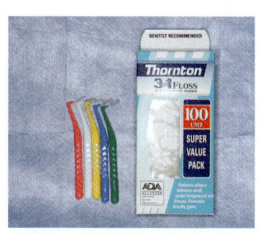

図❾　歯間ブラシとスーパーフロス（フロス/Thornton 歯間ブラシ：ライオン歯科材）

味覚障害

　日本社会の急速な高齢化により、高齢者に生じやすい味覚障害の患者は増加傾向にあります。

[症状]

　何を食べてもまったく味がしない、味が薄いと感じる。口の中に何も入っていないのに苦いと感じ続ける。味を取り違える。何を食べてもいつも変な味がする。

[原因]

　亜鉛欠乏症がいちばん多くみられる原因疾患である。次いで、服用している薬剤の副作用が原因である場合が多い。ほかには、心因性のもの、風味障害、腎障害・肝障害・胃腸障害などの全身疾患が原因と考えられている。口腔内由来の原因は口腔乾燥、口腔カンジダ症などである。

[治療]

　治療は原因により異なるが、多くの場合亜鉛内服治療が必要となる。

[歯科衛生士の対応]

　味覚障害を引き起こす薬は、利尿剤・降圧剤・血管収縮剤・血管拡張剤・抗パーキンソン剤・消炎鎮痛剤・抗生物質など、歯科を受診する患者が服用していることがある薬剤が多数存在する。そのため問診で服薬をしっかりと確認する。

[生活背景]

　食事をおいしいと感じることができず、ストレスを感じているなど QOL の低下につながる。

口腔がん

　上皮由来の悪性腫瘍であり、口腔がんの多くは扁平上皮がんです（図❿〜⓮）。

　発がんのおもな誘因には、喫煙、飲酒があげられます。分類は、白板症を基盤に発生する外向発育型、深い潰瘍を

老年期の患者と歯科疾患

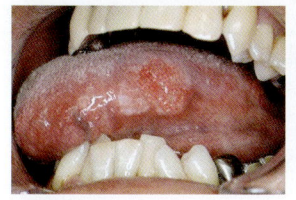

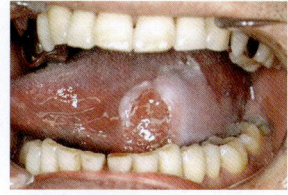

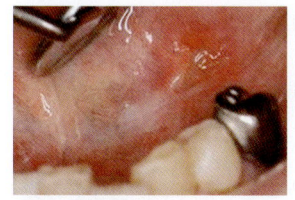

図⓾　外向型の舌がん
図⓫　内向型の舌がん
図⓬　表在型の舌がん
図⓭　下顎歯肉がん
図⓮　頬粘膜がん

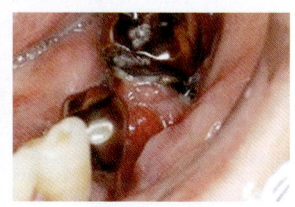

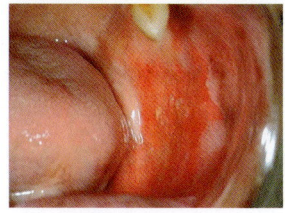

[図⓾〜⓮：山城正司：扁平上皮がん．デンタルダイヤモンド増刊号，35（10），2010．p.107〜109より引用]

形成する潰瘍型、乳頭上で表面は灰白や暗赤色の被苔をみる疣状型（ゆうじょうがた）があります。

[歯科衛生士の対応]

　口腔粘膜をよく観察し、白板症や紅板症などの前がん病変に注意して観察する。異常を発見したときはすみやかに歯科医師に報告し、診察を行う。

①舌がん

　舌に発生する悪性腫瘍で、口腔がんのなかではもっとも発生頻度が高い。原因は不明であるが、白板症や紅板症などの前がん病変や萎縮性舌炎との関係が指摘されている。

また、う蝕や不適合な義歯による慢性的な刺激が誘発原因としてあげられている。

症状としては、疼痛を認め、易出血性である。外科的切除もしくは放射線治療に加えて化学療法が行われる。

②口唇がん

初期は口唇の荒れ、びらん状として出現し、無痛性腫瘍から潰瘍形成に至る。発育速度が他部位と比較して遅く、疼痛は末期になって出現する。

放射線療法が効果的である場合が多いが、外科的切除術も適用される。

③頬粘膜がん

ほとんどが扁平上皮がんであることが多い。白板症の先行が多く、とくに角化傾向の強いものからがん化しやすい。上頸リンパ節に転移する。外科的切除が第一選択である。

④歯肉がん

上顎に比べ、下顎歯肉がんが多い。ほとんどが扁平上皮がんであり、大臼歯部に好発する。顎下リンパ節、上頸リンパ節に転移しやすい。外科的切除を主体の治療を行うが、骨への浸潤のないものでは放射線治療も有効である。抗がん剤の併用も行われている。

⑤口底がん

扁平上皮がんのほかに唾液腺由来と考えられる腺がんが多い。初期は自覚症状を欠き、小潰瘍を伴う硬結を形成する。

放射線治療、化学療法が有効な場合もあるが、外科的切除が基本となる。

⑥上顎洞がん

発生頻度は低い。上顎洞炎の症状と類似するが片側性の鼻出血、鼻閉、歯痛、歯牙動揺、軟口蓋の腫脹を伴う。

放射線療法、化学療法、外科的手術の三者併用療法を行

老年期の患者と歯科疾患

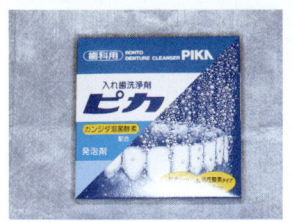

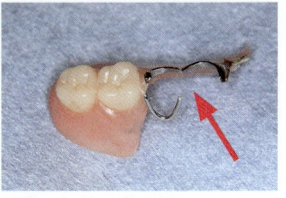

図⓯　義歯洗浄剤

図⓰　クラスプの破損

うことが多いが、とくに浅側頸動脈からの動注療法を用いる場合が多い。

義歯

　高齢者の増加と欠損・義歯との関係は切っても切れないものといえます。欠損のある人にとって義歯は生命維持装置であるばかりではありません。役割として、摂食・咀嚼、嚥下との関連、審美性の回復、発音に大きく影響するので、日常生活の活動性（ADL）、日常生活の質（QOL）を保つうえで欠かすことのできないものです。

［歯科衛生士の対応］

　義歯のメインテナンスでは、義歯を長く良好な状態で使うために、義歯と口腔の両方のケアが必要不可欠となる。

- デンチャープラークコントロール：義歯ブラシや超音波洗浄器による清掃を行う。また、義歯洗浄剤（図⓯）を用いた化学的洗浄も効果がある。患者にはリコールごとに義歯を染色してみせるなど、モチベーションを維持するように指導する。
- リコール来院時、患者自身が気づかない義歯の不具合をチェックし、破折線や変色、不適合などを調べる。クラスプ・レストの破折、クラスプ部の変形などから、人工歯の一部破損・破折、脱離、咬耗などがチェックできる（図⓰）。

　また、口腔粘膜や、顎堤に傷や潰瘍を生じていないかを観察する。

memo-RU

妊娠・出産

母親の健康状態が胎児に影響を及ぼすことは、
みなさんご存知のことと思います。
健康な子どもを産み、育てていくために、
女性は心身ともに健康でありたいものです。
本章では妊娠・出産に関する基礎知識を
まとめました。
歯科医院を訪れる妊産婦のためだけではなく、
女性が知っておきたい知識として
ご活用ください。

女性ホルモンと性周期

　女性ホルモンは、女性らしさを保ち、子孫を残す機能を授けるという働きのほかに、一人の人間として生きていくうえに必要な多くの効果をもたらします。

　たとえば、女性のからだに潤いを与え、すこやかに保つために、骨、血管、筋肉を強くしたり、脳や神経の働きをよくしたり、肌や髪を艶やかにしたりと、さまざまに働いているのです。

　健康な生殖年齢の女性は、約1ヵ月に1回の周期で排卵します。女性に、毎月決まって生理が訪れるのは、［卵胞期→排卵期→黄体期→月経期］という「サイクル」があるためですが、初潮から閉経まで繰り返されるこのサイクルを、性周期といいます。性周期は、間脳－下垂体系および卵巣から分泌されるホルモンによって調節されていて、とくに卵巣で作られるエストロゲンとプロゲステロンは、生殖機能にもっとも重要な役割を担っています。

　脳から卵巣にかけて命令系統が正常に機能していると、性周期の流れができます。

◘脳から分泌される性腺ホルモン

　脳の視床下部の指令により下垂体で分泌される性腺ホルモンは、2種類あります。
①卵胞刺激ホルモン：卵巣の中の原子卵胞に作用し、発育させて成熟卵胞にさせる。
②黄体化ホルモン：成熟した卵胞を刺激して、排卵を促す働きと、排卵後の卵胞の中に黄体という組織を作る。

◘卵巣から分泌される性腺ホルモン

　また、卵巣から分泌するホルモンも2種類あって、女性ホルモンと呼ばれています（**表❶**）。

①卵胞ホルモン（エストロゲン）

　卵胞が発育すると分泌され、その成長に伴って、量が増加する。子宮で受精卵を受け入れるために子宮内膜を厚くするなどの準備をする。その他、女性らしい体を作ったり、肌の新陳代謝を促進する働きをする。

②黄体ホルモン（プロゲステロン）

　排卵後の卵胞から分泌され、受精卵が着床しやすい状態にする。子宮内膜の分泌線から養分を分泌させ、子宮へ多くの血液を送り込む。

◘女性の性周期

　成熟女性の正常な月経周期は 25 〜 38 日です。

①卵胞期

　脳の視床下部は性腺刺激ホルモンを分泌して脳下垂体を刺激する。これによって脳下垂体から、卵胞刺激ホルモンと黄体化ホルモンの 2 種類の性腺刺激ホルモンが分泌される。これらのホルモンは血液にのって卵巣に届き、卵巣を刺激する。

　卵胞刺激ホルモンは、卵巣の中の原子卵胞（卵子を含んだ細胞）を発育させ、成熟させる。成熟する卵胞は、数万個のうちの数個から多くて数十個で、このとき卵巣で成熟した卵胞が卵胞ホルモン（エストロゲン）を分泌する。

　エストロゲンは子宮内膜に働きかけて子宮内膜を軟らか

表❶　女性ホルモンの作用機序

	プロゲステロン	エストロゲン
性器作用	免疫反応を抑制して妊娠を維持する	分娩陣痛の発起過程に関与
性器外作用	性周期（高温相）の形成 呼吸中枢刺激 水分・ナトリウムの貯蓄 血圧安定作用	性周期（高温相）の形成 乳房の発育 骨形成の増強 脂質代謝・皮下脂肪の沈着

く厚くして、受精卵が着床しやすくしていく。エストロゲンは体温を下げるので、この時期は低温期となる。

②排卵期

　成熟する卵胞のうち、1個だけが成長を続けて主席卵胞となり、他の成長卵胞は次第にしぼんでいく。約2週間で主席卵胞は成熟して直径が約0.2mmになると、卵胞刺激ホルモンの分泌は抑えられ、同時にエストロゲンが脳下垂体に働きかけて黄体化ホルモンの分泌をうながす。

　黄体化ホルモンの刺激により卵胞の膜が破れ、卵子が飛び出す。その飛び出した卵子は、卵管の先端にあるイソギンチャクのような形をした卵管采から卵管に取り込まれて子宮へと入っていく（排卵）。

③黄体期

　卵子が飛び出した後の卵胞は、黄体という組織になり、黄体ホルモン（プロゲステロン）を分泌する。この黄体ホルモンの作用により、血液と養分が子宮に送られ、子宮内膜の妊娠準備が整えられていく。卵管の太い所で卵子と精子が結合した受精卵が、子宮内膜に着床すると妊娠となる。

　卵胞ホルモンの代わりに黄体ホルモンが分泌されるようになると、子宮内膜から粘液が出て受精卵が着床しやすい状態となる。受精卵が着床すれば、黄体ホルモンがさらに分泌され、子宮内膜の受精卵育成に適した状態を保つ。黄体ホルモンは体温を上げるので、この期間は高温期となる。

> ♥女性は生まれながらに卵巣内に約200万個の原子卵胞をもっていますが、成長、加齢とともに減少し、初潮を迎える頃には3～5万個、20代で1～3万個、30代では5,000～8,000個程度となり、閉経を迎える頃、ほとんどの原子卵胞は死滅してしまいます。

④月経期

　受精卵が着床しなかった場合には、黄体の働きが衰えて、黄体ホルモンも分泌されなくなる。すると不要になった子宮内膜が剥がれ、子宮内膜に蓄えられていた血液と一緒に体外に排出される。これが月経で、この情報は脳の視床下部に伝えられ、新たな卵胞期がスタートする。体温も一気に下がる。

　子宮内膜は排卵から10〜14日で妊娠の準備を整える。その後の約14日間に妊娠がなければ、子宮内膜が剥がれ、新たなサイクルへと入っていく。このサイクルは健康であれば、閉経まで続く。

🔲 更年期と女性ホルモン

　また、更年期障害は卵巣機能が急激に低下して、女性ホルモンの量が減少して起きます。(『更年期の章』参照)年齢を重ねると物忘れがひどくなったり、ときには認知症になることもありますが、これには女性ホルモンも関係しているということがわかってきました。アルツハイマー型認知症の人が女性ホルモン剤を服用すると、認知症の症状がよくなることが認められています。更年期障害の治療で使われた女性ホルモン剤によって、記憶力や計算力がよくなることも知られるようになりました。それは、女性ホルモン剤が脳のなかの血液の循環をよくし、脳細胞自身の働きを活発にさせる以外に、女性ホルモン剤によって更年期障害、不眠、うつ状態などが軽くなり体調がよくなるなどと、いくつものことが重なるためと考えられています。女性ホルモン剤は、平均寿命が延び、閉経後30年以上もの長い生活をより元気に過ごすために不可欠な薬となりつつあります。

◆経口避妊薬

　経口避妊薬のピルは、月経周期を繰り返すときに分泌される、卵胞ホルモンや黄体ホルモンと同じ作用をする合成剤で作られています。1999年に厚生省（当時）は、それまで日本で使用されていたピルより、ホルモンの含有量が少ない低用量ピルを医薬品として承認しました。それまでのピルは中・高用量ピルと分類されていましたが、ホルモン量が多いため、副作用が問題でした。低用量ピルは避妊効果が得られるところまでホルモン量を減らすことに成功し、副作用が軽減されています。

　ピルには女性の卵胞から作られる卵胞ホルモンと黄体ホルモンが含まれています。これらのホルモンを服用すると血液をとおして視床下部や下垂体に働きかけて、卵巣に作用する性腺刺激ホルモンをよくするので、卵胞の発育を止め、排卵も起こりません。また、ピルは月経周期のはじめから子宮に作用するので子宮の内膜も厚くならず、もし排卵があって受精したときでも子宮内への着床が難しくなります。

　ピルの使用にあたっては治療目的によって服用法が異なるため、医師の指示を守らなければなりません。毎日同じ時間帯に飲んで、飲み忘れをしないようにします。ピルは妊娠と同じ状態を作るので、服用中の基礎体温は高温相が続きます。服用を中止すると、2〜3ヵ月以内には妊娠可能な状態にもどります。

　肝疾患のある人、過去に心臓や脳の血管障害や血栓性静脈炎にかかったことのある人は用いないほうがよいでしょう。現在は健康でも35歳以上で1日15本以上の喫煙者では、これらの疾患の発生率が高くなりますので注意が必要です。

　また最近、低用量ピルには子宮内膜がんや卵巣がん、乳房の良性腫瘍や多嚢胞性卵巣症候群の予防、骨盤内感染や

妊娠・出産

子宮外妊娠、にきびを防ぐなどに効果があるということがわかってきました。けれども、精神安定剤や睡眠薬、抗生物質を併用するとピルの効果が弱まるので、医師の相談を仰いで使用してください。

中・高用量ピルは通常の避妊だけでなく、不正出血や月経前緊張症、月経困難症、子宮内膜症に対する治療、また避妊に失敗したときの事後ピルとしても使用されます。

妊娠の成立

◘受精

射精で女性の膣内には1〜5億の精子が送り込まれ、これらの精子はいっせいに卵管に向かって進んでいきます。けれども女性の膣内は強い酸性に保たれているので、死滅する精子も多く、生き残った精子だけが子宮頸管へ進みます。子宮頸管を経て子宮内に入れる精子は数千個ですが、そのなかで卵子がいる側の卵管に到達できる精子は100個前後となります。

卵子と出会った精子はみんなで頭部にある酵素で卵子の膜を破りますが、卵子の中に入れるのは1つだけで、いちばん先に卵子の中に飛び込んだ精子が卵子と結合します。

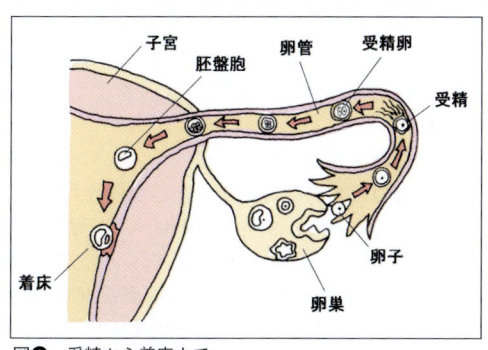

図❶　受精から着床まで

この卵子と精子の結合が受精ですが、卵子は1つの精子が入った時点で化学反応を起こして表面を固めて余分な精子の侵入を防ぎます。受精後7〜10時間ほどで、卵子の核にある女性のDNAと精子の核にある男性のDNAが融合して受精卵となります。

　1個の細胞でスタートした新しい命である受精卵は、2個、4個、8個、16個と細胞分裂をしながら、3日後ぐらいに、卵管膨大部から子宮へと送られます。子宮内では内膜が増殖し、受精卵を迎える準備をしていて、子宮内へ到達した受精卵を内膜が包み込むようにして子宮の組織に根付かせます。この受精卵の着床で、妊娠が成立します。精子と卵子の出会いから、この着床まで、約1週間が経過していますが、受精卵は胎芽となり、妊娠8週目に胎児となります。

◪妊娠の自覚症状

　月経予定日を2週間過ぎても月経がこない場合は、妊娠の可能性が強くなります。この時点で産婦人科を受診すると、確実に診断できます。

　乳房の変化、基礎体温での高温期が3週間以上続く、つわり、その他月経予定日の頃に、「着床時出血」といって少量の出血をみることもあります。また、眠くなる、からだがだるい、イライラする、おりものが増える、頻尿などの変化が現れることがあります。

◪妊娠週数の数え方と分娩予定日

　妊娠の週数は最終月経の始まった日から数えます。月経の遅れやつわりなどで、女性が妊娠に気づく頃には、妊娠5〜8週に入っていることになります。

　標準では最終月経の始まった日から満280日を分娩予定日とします。妊娠月数は4週ごとに区切ります。

◘**妊娠検査**

　妊娠により女性ホルモンの分泌が増え、妊娠初期にはヒト絨毛性ゴナドロピン（HCG）というホルモンが盛んに分泌され、尿や血中に出てきます。尿検査でこのホルモンが陽性となれば妊娠が確認できます。

◘**妊娠期の分類**

　妊娠に関して、WHO（世界保健機構）によって以下のことが定められています。
①正常妊娠持続日数は 280 日とする。
② 28 日を妊娠歴の 1ヵ月と定め、妊娠持続を 10ヵ月とする。
③ 7 日を 1 週と定め、妊娠持続を 20 週とする。
④妊娠満週数で数える。

　すなわち、最後の月経が始まった日から妊娠 0 日、1 日……と数え、0 〜 6 日の 7 日間を妊娠 0 週、妊娠 7 日〜 13 日が妊娠 1 週となり、妊娠 0 週〜 3 週の 4 週間が妊娠 1ヵ月となります。

♣ 妊娠 22 週未満の自然流産 ♣

受精卵は、すべてが卵管を移動して子宮内にたどりつき、着床するわけではありません。受精卵の 2/3 が、母親が妊娠に気づく前に自然流産しています。多くの自然流産は妊娠 12 週までに起きていて、最終的に尿の妊娠反応が陽性になるのは、受精が成立したものの 1/3 となります。さらにその 15％は染色体異常のために流産してしまいます。流産の原因のほとんどは受精卵の染色体異常によります。ただし、ダウン症のように異常があっても流産しない場合もあります。流産は悲しいことですが、妊娠を望むなら、自分を責めて落ち込んでいないで、確実な妊娠成立と染色体異常を防ぐために、医師のアドバイスを受けましょう。

月経が28日周期の人の場合、排卵日は妊娠2週0日となります。

【妊娠期間による分類】
- 初期：妊娠1ヵ月（妊娠0週0日）から4ヵ月（妊娠15週6日）まで
- 中期：妊娠5ヵ月（妊娠16週0日）から7ヵ月（妊娠27週6日）まで
- 後期：妊娠8ヵ月（妊娠28週0日）から

【分娩の時期による分類】
- 流産：妊娠22週未満
- 早産：妊娠22週0日〜妊娠36週6日
- 正期産：妊娠37週0日〜妊娠41週6日
- 過期産：妊娠42週0日以降

🍀 分娩予定日の計算の仕方 🍀

最終月経の開始日：A月B日
出産予定日：C月D日
C ＝A+9（合計が12を超えるときは3をひく）
または　A－3
D ＝B+7
例：最終月経3月2日→出産予定日12月9日
例：最終月経9月10日→出産予定日6月17日
例：最終月経2月25日→出産予定日11月32日
　　つまり12月2日
例：最終月経5月29日→出産予定日2月36日
　　つまり3月8日

◘胎児の成長
①受精卵期：受精～胎生2週まで。遺伝子に障害や染色体の異常がある場合には、胎児はこの時期に著しく影響を受けている。
②胎芽期：胎生3～8週まで。器官形成期。臓器形成の時期。おもな組織や臓器の原型がこのときに完成する（歯が作られる時期…胎生7～10週に乳歯の形が作られ、永久歯も半数以上が胎生5ヵ月以降から形が作られ始める）。
③胎児期：胎生9週～出産まで。体の各部の器官の形成は完了し、胎児は急速に大きくなる。呼吸運動は、18週頃から始まり、胎盤を使って母体より酸素の供給を受ける。さらに、9ヵ月以降は皮下脂肪の蓄積、皮膚、毛髪の発生などが急速に進む。

◘つわり
つわりの症状には、妊娠初期にみられる嘔吐や悪心、食欲不振、嗜好の変化などがあります。個人差はありますが、一般的に妊娠4～7週頃に始まり、8～9週頃がピークで、12～16週頃には終わります。大部分が重大な影響を与えることなく自然治癒します。

つわりの原因としては、HCG（ヒト絨毛性ゴナドロピン）が関係しているかもしれません。前出のHCGは、8～12週の頃ピークに達します。双子やぶどう子（胞状奇胎）の場合、つわりが強く、HCG値が低くて流産するときなどはつわりの症状が軽いことが多いということがわかっています。

また、黄体ホルモンの作用で消化器の蠕動運動が低下して食物が胃や小腸・大腸に停留しやすくなったり、一時的に生じる甲状腺ホルモンの異常やビタミンB_6の不足など、総合的なからだの変調がつわりといえるでしょう。

すっぱいものがほしくなる理由としては、胎児の出す

老廃物に含まれるフッ素が血液を酸性に変えるので、からだが正常のアルカリの状態に戻そうとするためです。酸をアルカリに変えようとするのに、みかんや梅干しを食べてクエン酸を取り込もうとするわけです。

妊娠初期は胎児は卵黄という栄養をもらっており、胎児に栄養を届ける臍帯や胎盤もつながっていないので、気分が悪いのに無理に食べる必要はありません。ただし、母体の激しい体重減少は胎児の発育が遅れ、奇形のリスクも上昇します。また、体重が減らないつわりでは巨大児の頻度が高くなるので、体重が少し減るぐらいのつわりがちょうどよいといえます。

ひどいつわりに、点滴による栄養補給や入院治療が必要な妊娠悪阻がありますが、いろいろな工夫をしても食事がとれないときは、医師の勧めにしたがってください。

[食事の工夫]
・匂いのあまりきつくないものを選び、自分の好みにあったものを頻回に分けて少量ずつ食べられるときに食べる。
・とくに空腹時間が長いと症状が出やすいので、就寝前に軽い食事をとるようにする。
・起床時に吐き気がしたら、とりあえず、トーストやビスケット、リンゴを食べると気分が落ちつくことがある。
・食後すぐ歯を磨かないようにするのも嘔吐の予防になる。

切迫早産

妊娠37週に入れば正期産ですが、すべての分娩の約6〜7％が22〜36週の間に生まれる早産です。胎児が小さいほど、機能が未熟なため、死亡率が高く、生存しても障害が残ることもあります。34週で2,500gに達すると、その後の発育は正期産とほとんど変わりないので、34週を目標とします。

妊娠・出産

> ♥妊娠中は定期的に健診を受けて母胎と胎児の健康をチェックします。妊娠中に起こるトラブルでは、下腹部痛を伴う出血は、緊急に処置をしなければならない場合もあるので、すぐに産婦人科を受診しなければなりません。
> 　流産は妊娠6〜11週に起こりやすいものなので、妊娠の自覚がない場合でも、可能性があって出血と下腹部痛があった場合は、すぐに産婦人科を受診しましょう。

◘ 切迫早産とは？

　痛みを伴う子宮収縮（10分に1回以上）、下腹が張り尿が近くなる、腰痛、恥骨部の痛み、赤褐色のおりものや水っぽいおりものの増加、微熱、胎動、胎児が下がった感じなどがしたらためらわず受診をしてください。医師の診断により早産が疑われるときは、未熟児センターへ搬送します。

◘ 早産が起こる原因

　多胎や前置胎盤などの要因のほかに、通常の妊娠時に早産が発生する要因はまだよくわかっていません。膣や子宮口には細菌感染を防ぐ機能がもともと備わっていますが、この機能が破綻すると、局所の炎症ばかりでなく上行して絨毛膜羊膜炎を引き起こします。このとき細菌自体が酵素の作用で作り出す活性物質であるプロスタグランジンが子宮収縮を促進し、炎症による反応物質であるサイトカインが作用を強める一方で、子宮出口を軟らかく、卵膜に穴をあけて破水を起こします。

　近年、膣や子宮口の細菌だけでなく、歯周病菌も同様に早産を起こすことが注目されています。

◘ 治療

　子宮筋の緊張をやわらげ、子宮を流れる血液量が増えるよう安静にします。また細菌感染に対しては抗菌薬、陣痛

のような症状には子宮収縮を抑制する薬を用います。

出産

臨月に入る頃から、お産が近くなったというさまざまなサインが出てきます。すべての妊婦に必ず現れるわけではありませんが、以下にあげるサインのいくつかが出てきたら、そろそろお産だな、と準備をしてください。

◪お産のサインと破水
【お産のサイン】
①恥骨の痛み：ホルモンの影響で恥骨の結合部分がゆるみ始めると、恥骨が痛くなる。また、胎児が下がって頭を骨盤に入れてくるので、恥骨や足の付け根などが圧迫される。
②おりものが増えてくる：胎児が産道を通りやすくなるよう、なめらかな、白くて水っぽいおりものが増えてくる。
③トイレが近くなる：胎児の頭が下がり、膀胱を圧迫するようになり、そのためトイレの回数が多くなる。多くの人が残尿感を感じるようになる。
④おなかが張る：これまでにも増しておなかの張りが頻繁に感じられるようになる。張りの間隔が不規則なものは「前駆陣痛」といって、まだ本物の陣痛ではない。
⑤胃のあたりがスッキリとする：いままでは子宮が胃を押し上げていたが、胎児が下りていくので、胃のあたりの圧迫感が取れてくる。
⑥腰痛：胎児が下がってくると、胃はラクになるが、今度は腰のあたりを圧迫してくる。いままで腰痛などなかった人も腰の痛みを感じることが多くなる。
【破水】
破水は陣痛が始まり、子宮口が全開大に近くなった頃に起こるものですが、陣痛が始まる前に破水することも珍し

くありません。破水した場合、羊水はザザーっと流れ出る場合もあれば、尿漏れやおりものと区別しにくいものもあります。生理用ナプキンを当てて様子をみて止まらない場合は、車に横になりながら病院に向かってください。

産褥期

　妊娠・出産（分娩）によって変化した母体が、妊娠する前の状態に戻るにはおよそ6〜8週間かかるといわれていて、この期間のことを「産褥期（さんじょくき）」といいます。産褥期は母体の回復と授乳のために十分な栄養摂取と休養をとることが大切です。肉・魚・大豆等の良質なタンパク質と鉄分を意識して多くとるようにしましょう。

◘子宮の回復
　出産後、妊娠中に大きくなった子宮はどんどん収縮していきます。そのため、分娩後、数日間は下腹部に痛みを感じることもありますが、少しずつそれも軽くなっていき、4〜6週間ほどで子宮は妊娠前のもとの大きさに戻るといわれています。

◘悪露（おろ）
　産後、しばらくの間、子宮の内側や膣の傷口などから排出される粘膜や血液、分泌物を悪露といいます。はじめは赤い血液が混じった粘膜状のもので量が多いのですが、だんだんと褐色になり量も減っていきます。

◘産褥期の感染症
　産褥期のおもな感染症として以下のものがあります。
①産褥熱：分娩時の頻回の内診、子宮内操作、縫合、止血操作、ガーゼなどの異物の挿入など、感染をきたす誘因が

> ### ♣ プラセンタ（胎盤）バリア ♣
>
> 胎盤(たいばん)は、有胎盤類などの雌（人間の女性も含む）の妊娠時、子宮内に形成され、母体と胎児を連絡する器官です。ヒトの場合、胎盤は妊娠2ヵ月ほどで現れ始め、妊娠4ヵ月までは胎児とともに胎盤も成長していきます。最終的には直径15～20㎝、重さは平均で500～600gほどで、厚さ2～3㎝ほどの円形または楕円形をしています。
> 胎盤の母体に近い側では母体の血管が開口しているため、胎盤内は母体の血液で満ちていますが、胎児の血液が絨毛を流れる間に、絨毛の膜を通していろいろな物質の交換が行われます。大切なのは、母体の血液と胎児の血液とは直接混合しないということです。酸素・栄養分・老廃物などの物質交換は血漿を介して行われているので、母体と胎児の血液型が異なっていても異型輸血のような凝血は起こらない構造になっているのです。この構造をプラセンタバリア（placental barrier）といいます。

多いため、この時期に感染する例が多い。
②尿路感染：妊娠時の運動機能の低下、子宮からの圧迫などにより、妊婦は、妊娠時より尿路感染症を起こしやすい状況にある。分娩後も、膀胱麻痺や膀胱粘膜の浮腫やうっ血、骨盤底筋の弛緩のため、尿のうっ滞や残尿を起こしやすくなることもある。
③乳腺炎：乳汁のうっ滞は乳汁導出路の障害によって起こり、感染性乳腺炎はそれに細菌感染が加わったもの。

◘妊娠中の授乳

　赤ちゃんが乳首を吸うと、その刺激により、母親の脳下垂体からオキシトシンとプロラクチンという2つのホルモンが分泌されることで乳汁分泌が起こります。

　オキシトシンには子宮の筋肉を収縮させる働きがあるので、出産後すぐに赤ちゃんにお乳を与えると子宮が収縮し

て小さくなり、悪露の排出が促され、その後の授乳で子宮の回復を促します。そのため、妊娠中の授乳は流産や早産を引き起こす可能性があります。とくに出血がみられたり子宮の張りが強いとき、あるいは流産、早産の経験があれば、授乳を止めてこれを機会に離乳を始めましょう。

　また子育て中は大変なので、次の子をすぐ妊娠しないようにプロラクチンが卵巣の活動を抑制します。母乳がたっぷり出てしかも夜間にも乳首を吸わせる頻度が高いほど排卵をストップする仕組みとなっています。けれども母乳の量が少なかったり、うまく乳首を吸わせられないと、プラクチンの抑制効果が薄れて卵巣の活動が始まります。そのため、月経の再開をみないまま妊娠することも少なくないので、ときどき基礎体温を測ってみることをおすすめします。低温相が続いていれば、排卵が起きていないことがわかります。高温相が14日目を過ぎても下がらないときは妊娠かもしれません。

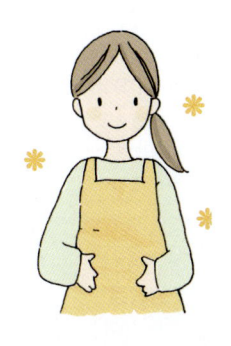

妊婦の身体症状

妊娠は病気ではありませんが、身体に著しい変化を伴います。定期的な健診と、自治体や病院で行われている母親学級等に参加して健康な状態でお産を迎えられるようにしましょう。

妊娠週数 子宮の大きさ	身体の特徴
0〜3週 鶏の卵大	妊娠の自覚症状はないが体内では子宮内膜が厚くなってきている。人によってはからだのだるさや微熱、つわりの前兆などがみられる。
4〜7週 レモン大	生理が遅れて妊娠に気がつく時期。微熱が続きからだがだるく、つわりの症状が出る。乳房が張り、おりものが増えてくる。
8〜11週 握りこぶし大	つわりのピークで、個人差があるがこの時期を過ぎるとつわりも治まってくる。頻尿になり便秘気味になる。足のつけ根や腰の痛み、乳首やその周辺が黒ずんでくる。
12〜15週 子供の頭大	胎盤が完成し、外から見ておなかのふくらみがわかるようになってくる。汗をかきやすくなるため、人によっては体が痒くなったりすることもある。基礎体温は下がってくるのでからだのだるさはなくなってくるが、眠気は続く。
16〜19週 大人の頭くらい 子宮底長： 約18cm	乳房やおしりが大きくなり、皮下脂肪がついてきて体重が増え出す。乳腺が発達してくるので、人によっては乳頭から黄色の水のような分泌液が出たりする。おなかのふくらみが目立ち始め、妊婦らしい体形になってくる時期。
20〜23週 子宮底長： 約21cm	おなかがせり出し重心がずれるため、足がつりやすくなる。乳房がますます大きくなり、乳腺も発達する。

* nadeshiko's COLUMN *

妊娠週数 子宮の大きさ	身体の特徴
24～27週 .... 子宮底長： 約25cm	子宮底がおへその位置よりも上がり、かなり息苦しい感じになってくる。大きくなった子宮の影響で静脈瘤が現れたり、おなかの皮膚も引っ張られ妊娠線が出る人もいる。またホルモンバランスの関係で骨盤の関節が緩み歩きづらかったり腰痛がひどくなる人もいる。
28～31週 .... 子宮底長： 約28cm	子宮底がおへそとみぞおちの中間くらいに達し、その影響で動悸や息切れ、胃もたれなどが出てくる。また、手足がむくんだりしびれたりして疲れやすくなる。下腹部や乳輪部、外陰部などが黒ずんでくる。
32～35週 .... 子宮底長： 約31cm	胸の骨の下あたりまで子宮底がくるため、胸やけや胃もたれ、動悸息切れなどが起こる。また、つわりに似た症状が出てくる。おりものの量が増え頻尿になる。おなかを支えるために足のつけ根に負担がかかるため、痛んだり、つったりすることが増える。
36～40週 .... 子宮底長： 約33cm	子宮が下がってくるため、胃のむかつきはなくなるが頻尿になる。また、胎児が骨盤の中に入ってくるために足のつけ根や恥骨に痛みを感じるようになる。頻繁におなかの張りを感じる。おなかの皮がパンパンに伸び、おへそがなくなってみえる。おしるし（産兆）が出てきたり、規則的な陣痛が始まるとお産が始まる。

妊娠と薬

　受精の前に薬でダメージを受けた精子や卵子は結合する能力を失います。そのため、妊娠そのものが成立しません。受精直後の薬の服用についても、この時期はまだ受精卵から胎芽へ成長する途中なので、傷ついた細胞は他の細胞で代償されます。したがって、何の影響も受けないか、全部が死滅するかのどちらかになるので、奇形児が残る可能性はゼロといえます（All or none の法則）。

　妊娠に対する薬の影響についての研究では、月経周期が28日型のとき、最終月経の初日から32日までに服用した薬では奇形の原因とはなっていないという報告がありますが、38日目以降になると心奇形などのおもな臓器の奇形が発生しますので、リスクが高まります。

◪妊婦に影響のある薬

　妊娠中は肝臓、腎臓の機能が低下するため、妊娠中毒症の場合には腎臓から排泄されるセファロスポリン系、ペニシリン系、テトラサイクリン系の抗菌薬は慎重に使用するか、影響の少ない別の種類の薬に替える必要があります。

◪胎児に影響のある薬

　抗菌薬で催奇形作用、胎児障害の強い薬としては、テトラサイクリン系、クロラムフェニコール系、サルファ剤（スルフォンアミド）があげられます。熱・消炎・鎮痛薬では非ピリン系のアセトアミノフェン、非ステロイド系抗炎症剤では塩基性薬剤である塩酸チアラミドが用いられます。妊娠後期では酸性非ステロイド性鎮痛薬は避け、妊娠末期では消炎鎮痛薬（抗プロスタグランジン薬）は胎児の動脈管を収縮させ、出生直後の胎児に肺高血圧症、チアノーゼを起こす可能性があるので注意が必要です。

妊娠・出産

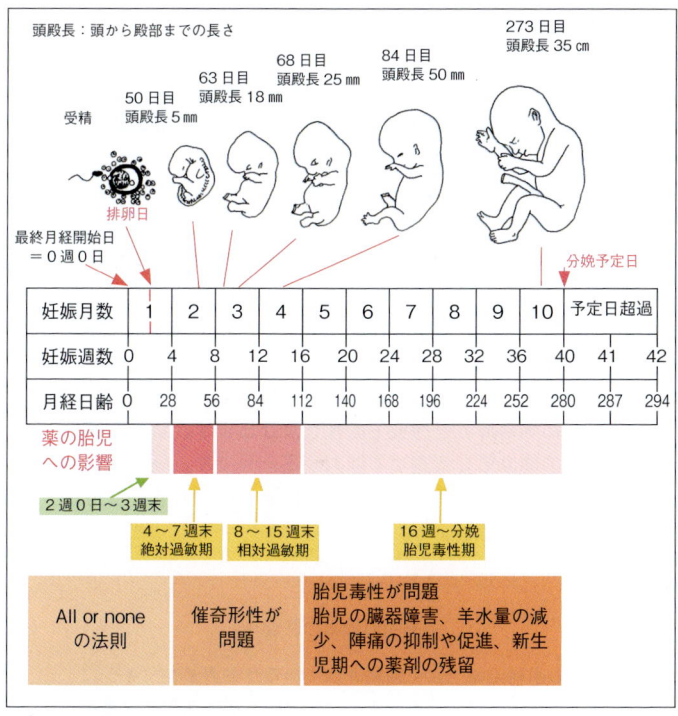

図❶　胎児発育と薬剤の影響

【妊娠4〜7週末：絶対過敏期】
　胎児の中枢神経や心臓、消化器、手や足などの重要な臓器が形づくられてくるため、合成卵胞ホルモンや抗てんかん薬、躁病治療薬、抗血液凝固薬（ワーファリン）、ビタミンAの大量使用には注意が必要。

【8〜15週末：相対過敏期】
　臓器はほぼ完成しているが、男女の外性器の区別はまだ未完成。男性化作用のあるホルモン薬は要注意の時期。

221

【16週〜分娩：胎児毒性期】

　胎盤が完成する16週からは、胎盤を通過した薬が毒となって胎児の発育へ及ぼす影響が問題となる。また、母親の飲酒や喫煙は胎児の発育を遅らせ、生まれた後の知能にも影響を及ぼすことがある。

　最近は解熱だけでなく消炎・鎮痛作用も備えている新しい非ステロイド系抗炎症薬が広く使われるようになったが、これらは羊水中から空気中への肺や心臓の機能が切り替わる機序を妨げる。その結果、新生児に強いチアノーゼが生じるため、分娩末期に使用できる鎮痛剤は限られる。

【産褥期】

　胎盤を通じて母胎から薬が胎児へ移行するように、ピルや抗がん剤は母乳を通じて影響を及ぼします。新生児はしばらくの間は薬を代謝する能力が不十分です。妊娠時に中止した精神薬や飲酒、禁煙をもとに戻すのはもう少し待ったほうがよいでしょう。

♣ 局所麻酔薬の影響 ♣

通常の歯科治療でよく使用されているリドカイン（キシロカイン）は胎盤を通過しますが、無痛分娩に使われる量よりもはるかに少ないことから、胎児への影響は少ないと考えられています。ただし大量に用いた場合、含有されている血管収縮薬が子宮にも影響し、胎児への血行を障害したり、無酸素症をまねく恐れがあります。またフェリプレシンという血管収縮薬が含まれているシタネスト-オクタプレシンはマイルドですが分娩促進作用があるので妊婦には使用しません。妊娠時に麻酔が必要な場合は、歯科医師による十分なインフォームド・コンセントを行い最低必要量を使うように心がけます。また心臓疾患、高血圧症、甲状腺機能亢進症などの全身疾患を有している妊婦は、医師との相談のうえ処置を行うようにします。

妊娠による口腔内環境の変化

◆ホルモンによる口腔内の変化

妊娠・出産を機に歯が悪くなる、ということをよく耳にしますが、「胎児にカルシウムをとられる」というのは迷信です。けれども妊娠期は女性の一生のなかで口腔内のトラブルをきたしやすい時期であることは事実です。

原因としては、
①女性ホルモンの分泌の増加
②食生活・ライフスタイルが乱れ、栄養摂取が偏りがちになる。
③子宮の増大により胃が圧迫され、少量ずつしか食事ができなくなり、その分間食の頻度が増える。
④つわり（悪阻）により十分に口腔清掃が行えず、細菌性プラークが停滞する。

などがあります。

①の女性ホルモンの分泌の増加は、歯肉に**表❶**のような変化をもたらします。

また、これらのことが重なって、以下にあげたような過剰炎症反応を起こすことがあります。

- 唾液性状の変化による口臭
- う蝕保有率の上昇と進行の加速
- 妊娠性歯肉炎
- 歯肉血管腫（エプーリス）

表❶　女性ホルモンの増加と歯肉の変化

- 歯肉の角化現象
- 微小血管の拡張と透過性の増進
- 毛細血管の増生
- 歯肉内の血流遅延
- 刺激への感受性増加
- 損傷のある組織の破壊
- 歯肉縁下の細菌繁殖

表❷ 歯周病と早産発生機序

> 早産産婦の歯周病保有率は満期産産婦の 7.5 倍と報告されており、以下の発生機序で早産が誘発される
> ①歯周病が悪化
> ②歯垢内の細菌叢レベルが上昇
> ③細菌により産出される免疫物質（LPS）増加
> ④炎症伝達物質（PGE2 TNF-α、IL-1β）の増加
> ⑤血中を移動して胎児－胎盤系へ到達
> ⑥満期前に高レベルに達すると早産が発生

⑤歯周病の悪化

　これらのホルモンの影響で、早産、低体重児の出産を招くことがあります。

◪早産・低体重児のリスク因子

　早産とは、在胎週数（真の妊娠期間＋2週）が22〜36週で出産することをいいます。ただし、胎児が胎内で死亡していた場合には死産と呼び、在胎22週未満の場合には流産となります。

　近年、歯周病が早産を誘発するリスク因子であるということが注目されるようになりました。

　歯周病菌が増え免疫のバランスが崩れると、免疫を担当する細胞から血中に「サイトカイン」という情報伝達物質が出されます。このサイトカインという物質は出産に大きく関係していて、血中サイトカイン濃度が高まることで、子宮筋を収縮させるスイッチが入ります。妊婦が歯周病の場合、妊娠37週未満に血中サイトカイン濃度が高まるため、十分に成長していない状態なのに子宮筋を収縮させ、早産につながることがわかってきました（表❷❸）。

◪妊娠性歯肉炎

前述のように、妊娠中にエストロゲンやプロゲステロンなどホルモンの分泌が盛んになると、このホルモンを好む細菌が増えることにより、歯肉炎になりやすくなります。妊娠5〜20週頃から歯肉が腫れたり出血することがありますが、必ずしも歯肉炎になるとは限りません。日頃からの歯磨き等の口腔衛生を心がけていれば、歯肉炎を防ぐことは可能です。出産後、ホルモンのバランスが落ち着いてくれば治りますが、清潔にしていないと歯周病へと移行していきます。妊娠する前からきちんとプラークコントロールをしておきましょう。

表❸ 早産のリスク

- 喫煙
- アルコール
- 体重50 kg未満
- 多胎妊娠
- 母体の医学的疾患
- 胎盤、子宮・頸管の異常
- 早産の既往歴
- 歯周病

◪う蝕

発症のメカニズムは変化しませんが、生理的・生活習慣の変化に伴い口腔環境が悪化し、う蝕の発症と進行を促進してしまいます。妊娠中や産後に歯が悪くなりやすい要因としては、
①口腔内が酸性に傾いてう蝕が進行しやすい
②つわりなどで歯磨きをしたくなくなる
③ホルモンのバランスで唾液が粘り、食べかすが残りやすい
④食事の回数が増えて口の中が汚れやすい、
　ということがあげられます。

妊婦の生理的貧血と鉄欠乏性貧血

　貧血は血液が薄くなった状態をいいますが、妊娠して血液が薄くなった状態は「生理的妊娠貧血」、もしくは「水血症」と呼びます。妊娠中は、胎児の発育に伴って12週頃から血液量が増え始め、34週では妊娠していないときの約40％増しとなります。ただし、血漿の量と血球量が同じ割合で増加するのではなく、血漿量のほうが血球量よりも増加が多いので、血液が水っぽくさらさらになるためです。このように血が薄くなるのには次の理由があります。
　①胎盤をはじめ多くの臓器に血液を循環しやすくする
　②胎盤の血栓や梗塞の予防
　③胎児に十分な栄養を届ける

✚鉄欠乏性貧血

　鉄欠乏性貧血では、赤血球は小さくなりますが、数が減少しているとは限りません。妊娠中は月経がない分、鉄の排泄量は減りますが、胎児や胎盤が発育し、かえって鉄の必要量は増加します。そのため鉄摂取量を増やさなければならないのですが、もともと体内に蓄えられた鉄分の少ない人は、妊娠の早期から鉄欠乏性貧血が現れることになります。鉄欠乏性貧血の場合、平均赤血球の粒の大きさが小さいので、生理的な貧血と区別することができます。

✚鉄欠乏性貧血の母児への影響と治療

　母体の鉄分が不足しているからといっても、胎児には胎盤を通して優先的に鉄が供給されるため、新生児の鉄欠乏性貧血はありません。しかし、母胎がHb7.5g/dL以下のひどい貧血の際には、低体重児や早産などの異常が増えます。また、疲労しやすく体力が低下するので、出産時に陣痛微弱や異常出血を生じやすくなります。
　Hb10.5g/dL未満、MCV（平均赤血球容積）が80fl未満となった場合、鉄剤の服用や静脈注射にて治療を開始します。鉄剤服用後は、便の色が黒くなることがあります。

造血を助ける食品		
たんぱく質	胃液の分泌を促すもの	ビタミンC
卵・魚・肉・牛乳・大豆・豆腐・納豆	卵黄・ゆで卵・黒パン・おろしだいこん・赤身肉・肉のやきもの・肉スープ・コンソメスープ・野菜・乳酸飲料・コーヒー・炭酸飲料・パプリカ・七味とうがらし・こしょう・とうがらし・わさび	いも類・くだもの（いちご・柑橘類・パイナップル）・抹茶・緑黄色野菜
ヘモグロビンの生成をよくする食品	ビタミンB1、B2	その他
ぶどう・りんご・トマト・もも・あんず・内臓・肉	貝類・粉乳・肉・チーズ・レバー・魚・卵	銅：チョコレート・レバー・ココア 葉緑素：柿の葉、青菜類

✚貧血症の栄養と食事

　月経、妊娠、分娩をとおして女性は男性よりたくさんの鉄分を必要とします。妊娠中にはもちろん、普段から貧血の人もいますので、予防のために、食事には以下の点を心がけましょう。

①鉄を多く含む食品を選ぶ：レバーは鉄分だけでなく、ビタミンB12や葉酸を含んだ良質のタンパク質です。とくに肌を美しくするビタミンAが多い点や、高タンパク質の割に脂肪が少なく低カロリーというところは女性向きの美容食です。妊婦の場合は脂肪分と合わせて食べましょう。

②タンパク質を豊富に摂取する：タンパク質は血液を造るのに欠かせないだけでなく、鉄の吸収や利用の効率を高める作用があります。日本人は肉、牛乳などの動物性タンパクが不足しがちですので、工夫をして食卓にのせるようにします。

③栄養バランスに注意する：ビタミン類、アミノ酸、カルシウムなどは鉄の吸収を促進するので、柑橘類や魚介類も欠かさないようにしましょう。野菜や海草類は便秘の予防にもなります。

妊娠中の歯科治療

　妊娠期は女性ホルモンの影響により、う蝕をはじめ口腔内にトラブルを起こしやすい時期です。歯石除去やう蝕治療、簡単な外科処置等、通常の歯科処置は行えますが、緊急性がなく炎症を伴わない外科処置は避けるべきです。ただし、出産までに放置すればさらなる強い炎症をきたすと思われる病巣・歯の処置は、胎児・妊婦の状態を考慮して行うこともあります。

　原則的に歯科治療を受けて悪い時期というものはありませんが、つわり・流産・早産の危険性を考えると、比較的安定している 20 週から 30 週頃が望ましいでしょう。

　口腔内疾患に加え、歯周病菌・菌産生の炎症物質は、早産・低体重児出産のリスクが高くなります。また、う蝕菌は母子感染で生まれてくるお子さんのう蝕罹患リスクを高めることにもなりますが、妊娠中の口腔疾患の多くは、きちんとした口腔管理ができていれば悪化することはありません。

　健診時に妊娠の可能性がある女性には、妊娠の前に歯科治療を勧める、ということも歯科の医療従事者としては大切なことです。妊娠を機に、健診を積極的に受け、う蝕・歯周病などの疾患の有無と同時に、生まれてくるお子さんのためにも、予防の正しい知識と方法も、身につけていくよう指導します。

　それでも妊娠という大きな体の変化で歯が痛むこともあるかもしれません。痛みをこらえるのは、それだけでスト

♥妊婦が受診したときには、母子健康手帳を提示してもらってください。問診では、産婦人科医から注意を受けていることがないか尋ね、何かある場合は、歯科医師に伝えます。楽な姿勢で治療を受けられるようにチェアに誘導し、体調・気分が悪くなったときは遠慮なく申し出てもらうようにしましょう。

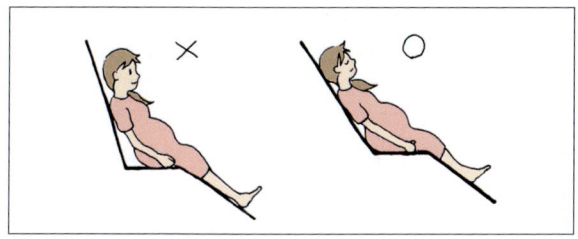

図❶ 妊娠中の歯科治療の体位。ユニットは、水平よりも起きた状態と水平に寝た状態の中間になるように倒す

レスになりますし、多くの歯科医師が「妊娠中であってもほとんどの歯科治療が可能」と考えています。

ただし、鎮痛薬、消炎薬、抗菌薬などの内服は、いつもどおりというわけにはいきません。とくに、おもな組織や臓器の原型ができあがる妊娠初期は、十分な注意が必要です。妊娠がわかっていれば、主治医や歯科医と相談して胎児に影響のない薬を使うことができますが、妊娠に気づかずに服用する可能性を考えると、妊娠前から十分に気をつけておかなければなりません。

妊娠中の治療体位

妊娠時は急な低血圧を避けるため、水平に寝た状態よりも、少しだけユニットを倒した状態(起きた状態と水平に寝た状態の中間)にします。そして足先をやや左向きにし、下半身をやや左側に向けるようなスタイルをとらせます。

妊娠中のX線撮影

歯科治療の際のX線写真や麻酔の危険性に関しては、それほど神経質になる必要はないといわれています。

デジタルX線だと従来のX線撮影の1/10〜1/2の被曝量ですみますし、歯のX線写真撮影時に肩からおなかにかける防護エプロンがX線を減弱させるため、被曝量は限

りなくゼロに近くなります。

　また、使われる被曝線量は、ふだんの生活のなかで自然に浴びている1年間の自然放射線量と比べてもずっと低い量です。ADA（アメリカ合衆国歯科医師会）でも、「通常の歯科X線写真撮影のガイドラインは、妊娠によって変更される必要はない」とされています。麻酔も胎児に影響があるほど濃度が高いものは一般には使用されていません。

　けれども、妊娠中はナーバスになりがちですし、安全だといわれても、積極的にX線写真撮影や麻酔を受けたいとは思わないと思います。

　また、つわりがひどいと、口を開けるのさえ辛いこともあります。ですので、そういう時期にわざわざ歯科医院通いをするよりは、妊娠の可能性がない時期に、きちんとメインテナンスを行っておくことがよいでしょう。

> ♥ 10-Days rule
> 　妊娠の可能性がある婦人に対してX線検査が必要な場合は、月経開始から10日以内の期間に行うようにします。

歯科治療中の妊産婦に使用可能な薬

　妊娠中の薬の妊婦への影響については、p.220の「妊娠と薬」の項を参照してください。妊娠中の浸潤麻酔や外科処置は最小限にとどめたいものですが、急性症状で重症化をまねく場合は、処置を行ううえで局所麻酔が必要となることもあります。歯科領域で使用する局所麻酔薬（キシロカイン）は通常の使用量で催奇形性が認められるものはなく安全に使用できます。疼痛によるストレスを考えた場合、安定期には適切に使用したほうがよいと思われます。

［抗菌薬］

　抗菌薬はペニシリン系とセフェム系が使用される。

①ペニシリン系→催奇形性がなく、乳児・胎児への毒性も認められないほど安全性が確立。
②セフェム系：臍帯や授乳中に分泌されにくく、胎児・乳児への移行が少ない。

[鎮痛薬]

　鎮痛薬には妊娠時禁忌の薬剤が多いのですが、妊娠初期から使用可能なもっとも安全な薬剤としてアセトアミノフェン（カロナール®）があげられます。この薬剤は、催奇形性がなく、体外排泄時間が早い、また胎児への移行もしにくいという安全性から、小児の鎮痛解熱薬としても使用されています。

妊娠と智歯

　妊娠中や産後にけっこうトラブルが起こりがちなのが、「親知らず」です。親知らずは食べかすがつまりやすく、磨きにくい場所にあるので、う蝕にもなりやすいのです。自覚症状がなくても、歯のケアを怠りがちな妊娠中〜産後に進行して痛みだす……ということもあります。

　妊娠中でも抜歯できないことはありませんが、智歯の抜歯は、肉体的・精神的な苦痛を伴うことも多いので、過去に一度でも痛んだり、歯ぐきが腫れたりしたことがあるのなら、妊娠前に抜いておいたほうが無難です。

　また、生えていないのに痛み出す親知らずもあります。もちろん、完全に歯肉内か骨内に埋まっている親知らずを無理して抜く必要はありませんが、健診時にチェックしておくべきです。

プレマタニティ期のメインテナンスの勧め

　安心して出産準備に入るためにも、そして、天然歯をできるだけもたせるためにも、妊娠前にぜひ一度歯科医院に足を運んでもらうように勧めましょう。

定期的に健診を受けることで、自覚症状のないう蝕・歯周病も早期に発見できます。妊娠中は、今まで以上に口腔ケアが重要になります。

　歯科衛生士は、プロフェッショナルケアとしてプラークやバイオフィルムを機械的に除去し、口腔内環境を改善させていきましょう。

　ブラッシング指導を行い、予防関連器具、商品（フッ素、キシリトールなど）を適切に使用してもらえるようアドバイスをして、正しいセルフケアを行う方法を習得してもらいます。

妊娠中の歯科医療スタッフへの注意

　妊娠中の医療スタッフのリスクとしては、ウイルス感染、dental amalgam（水銀）による修復、X線撮影時の被曝、笑気ガスなどがあります。妊娠している患者同様に注意が必要です。注意すべきウイルス感染を表❶にあげます。

Q　「X線撮影後に、妊娠がわかりました。どうしたらよいでしょうか？」という質問を患者さんから受けたら……？

A
- まず、妊娠の可能性がある年齢の女性患者には、問診の際に妊娠の可能性を必ず確認しておかなければなりません。また、問診の際に大丈夫とわかっていても、治療が進んでいくうえでX線写真を撮影するときには、再度確認をし、月経開始後10日以内を選ぶ「10 Days rule」（p.230）を守るようにします。質問のケースでは、デンタルX線で生殖器への被曝は、0.008mSV、パノラマでほとんどゼロですので、防護エプロンを着用していれば、妊娠初期でも問題はないこと、すべての生・死産における奇形発症率は2.5%ですが、少量のX線被曝であれば、その頻度は同じであることを説明します。

妊娠中の歯科治療

表❶ 妊娠中の歯科医療スタッフが注意すべきウイルス感染

ウイルス	伝染媒体 唾液	伝染媒体 血液	合併症
サイトメガロウイルス	○	○	先天性奇形
水痘症→帯状疱疹	○		先天性奇形
エピスタイン・バールウイルス（キス病）	○		先天性奇形
単純性疱疹	○		母体感染症
A型肝炎		○	母体感染症
B型肝炎	○	○	自然流産・キャリアー児
C型肝炎	○	○	母体感染症
エイズ		○	キャリアー児
インフルエンザ	○		重症のとき母体死亡・死産児成長後の精神分裂病発症
ヒト・パルボウイルス	○	○	自然流産、子宮内胎児死亡
風疹	○		先天性風疹症候群
流行性耳下腺炎	○		自然流産
麻疹	○		早産

- 一般的な検査におけるX線被曝量

胎児に危険を生じる最小量（しきい線量）は50～100 mmシーベルト（mSv）。胃の造影でも15分間で3 mSvだが、注腸透視を15分行うと97.5 mSvに達するので注意が必要となる

	検査の種類	胎児の線量（mSv）
X線撮影1撮影あたりの線量	胸部撮影	0.002以下
	腹部撮影	0.17
	腰椎撮影	0.35
	乳腺造影	0.1
	尿路造影	0.25
	骨盤計測	0.3～0.5
X線透視1分あたりの線量	胃造影	0.22
	注腸造影	6.5

女性スタッフに知ってほしい感染防御

　歯科で働く女性スタッフは、自分の健康管理に注意を払い、自分が感染を受けていないこと、他人に感染させる恐れがないことなどに十分注意することが大切です。洗浄・消毒・滅菌、標準予防策、感染症の知識をもちましょう（**表❶**）。

◪標準予防策（Standard Precaution：スタンダード・プリコーション）

　標準予防策は、感染症の有無に関わらずすべての患者の治療に際して適用する疾患非特異的な予防策です。また、患者の血液、体液（唾液など）、分泌物（汗は除く）、排泄物、あるいは傷のある皮膚や、粘膜を感染の可能性のある物質とみなし対応することで、患者と医療従事者双方における院内での感染の危険性を減少させます。

◪手洗い（手指消毒）の徹底

　すべての医療行為の基本となり、感染防止に対して一番大きな役割を果たすのが手洗い（手指消毒）です（**表❷**）。

◪感染症の基礎知識

　感染症とは、ヒトに病原微生物が接触（感染）し、許容範囲以上に微生物が増加、平衡が破れ微生物側が優位になった状態をいい、ヒトに生理的、機能的異常を起こすことです。

　歯科疾患として身近なう蝕と歯周病も感染症の一種です。感染症の成立の因子として次の3条件があげられます。
①病因因子：病原微生物が存在し、他に伝搬させる能力がある感染源があること。
②環境因子：感染源から微生物が排出され、他に感染させる経路があること。
③宿主因子：伝搬を受けた宿主が病的に反応するだけの感受性を有すること。

表❶ 歯科医院における洗浄・消毒・滅菌

洗浄
対象からあらゆる異物（汚染・有機物など）を除去すること ⇒ユニットなど
消毒
対象から細菌芽胞を除くすべて、または多数の病原微生物を除去すること。必ずしも微生物をすべて殺滅するものではない ⇒印象用トレーなど
滅菌
対象から微生物をすべて完全に除去、あるいは殺滅すること ⇒手術器具など

表❷ 手指消毒

手洗い
石鹸あるいは界面活性剤を用い、手指から汚れと一過性微生物を除去すること
手指消毒
抗菌性の石鹸、界面活性剤、擦式手指消毒のいずれかを用いて、一過性微生物を除去、あるいは殺滅すること
擦式手指消毒
手の常在菌数を減らすために擦式消毒用アルコール製剤を手指にくまなく擦り込むこと
手指衛生
手洗い、手洗い消毒、擦式手指消毒、手術時手指消毒のいずれかを指す

　つまり感染を成立させないためには、①②の病因因子と環境因子を排除することが必要です。これが、消毒と滅菌の一番の目的といえます。

◘気をつけたい感染症
[ウイルス性肝炎]

　原因ウイルスとしてＡ型、Ｂ型、Ｃ型、Ｄ型、Ｅ型肝炎ウイルスが知られています。Ｂ型およびＣ型肝炎ウイルス持続感染者（キャリア）の歯科治療の場合には、標準予防策で対応します。

※ nadeshiko's COLUMN ※

　A型・E型肝炎は主に食品（なまの貝類や肉類）を介して感染します。
　B型・C型肝炎は輸血、注射針を使用する薬物乱用、刺青、昔の医療行為等による感染と、母親のウイルスが出産時に子どもへ感染する母子感染がありますが、日常生活ではほとんど感染しません。

表❸　以下の症状が出たら要注意！

急性肝炎の自覚症状
①黄疸、濃厚尿
②発熱
③食欲不振
④全身倦怠感
⑤悪心、嘔吐
⑥腹痛

　C型肝炎は日本国内における肝臓病原因の大半を占め、B型・C型の慢性肝炎にかかると20〜30年の経過で肝硬変、さらには肝臓がんに進行します。針刺事故後には血液検査をするとともに、急性肝炎の発症に注意が必要です（**表❸**）。D型・E型は国内では非常に少ないタイプです。

[エイズ]
(AIDS:Acquired Immune Dificiency Syundrome: 後天性免疫不全症候群)

　エイズは、HIV（ヒト免疫不全ウイルス）に感染し発症しますが、HIV感染がすべてエイズということではありません。HIVは免疫のしくみの中心であるヘルパーTリンパ球（CD4細胞）という白血球などに感染し、免疫力を破壊していきます。HIVの感染後、通常6〜8週間でHIV抗体が検出されます。また、感染から数週間以内にインフルエンザに類似の症状が出現し、その後は自覚症状のない時期（無症候期）が数年続き、さらに進行すると、免疫が低下し、日和見感染症（抵抗力が落ちることで発症する病気）を発症するようになります。そのうちの代表的な23の指標となる疾患が発症した時点でエイズ発症と診断されます。現在は様々な治療薬が出ておりエイズ発症を予防することが可能になっています。

　HIV感染者の歯科医院内での感染防御は、標準予防策で対応可能です。

食育

生きるために欠かせない食べるという行為は、
健康に深くかかわり、
文化にも通じています。
「食」の質が人の心身に大きく影響を与える
といえるでしょう。
口腔の健康をサポートしていく
歯科医療に携わるスタッフにとって、
「食育」に関する指導は
欠かすことのできない重要なテーマです。
正しい知識を身につけて食育を実践し、
ぜひ、
「食」の大切さを多くの人に伝えてください。

食育の大切さ…食育とは

　食べることは日常生活で不可欠な行為ですが、食事をすることには、栄養を確保するばかりでなく、楽しむ、味わうなど、さまざまな目的や意義があります。けれども、最近は生活スタイルの変化などが食生活にも影響を与え、食に対する意識も変化してきています。

　また、食に関する多くの情報が氾濫しているため、正しい情報を選択することが難しくなっているように感じられます。

　現代の食にかかわる問題点として、過剰な脂質の摂り過ぎや野菜不足、朝食を摂らない食習慣などがあげられていますが、『食育』では、このような食をめぐる状況に対処し、その解決を目指して取り組んでいきます。食育の目的とは、「食に関する知識」と「食を選択する力」を習得し、健全な食生活を実践できる人間を育てること、といわれています。

◘食育基本法

　『食育』の大切さが取り上げられるようになったのは、そんなに昔のことではありません。「国民が生涯にわたって健全な心身を培い、豊かな人間性を育む」ことを目的に、平成17年6月に食育基本法が制定されました。この法律により食育の基本理念と法的根拠が与えられました。また、平成18年3月には、同法に基づく食育推進基本計画が策定され、国は5年間にわたり、都道府県、市町村、関係機関・団体等とともに食育を推進してきたのです。

◘歯科と食育

　当初の食育推進基本計画によると、歯科に関する記述は、"食育を通じて生活習慣病等の予防を図るため、保健所、

保健センター、医療機関等における食育に関する普及や啓発活動を推進するとともに、食生活を支える口腔機能の維持等についての指導を推進する"とあるだけでした。そこで、歯科関係団体である日本歯科医師会は、食育推進に関する打ち合わせ会を設立しました。

　平成18年6月に日本歯科医師会、日本歯科医学会、日本学校歯科医会、日本歯科衛生士会は、食べ方をとおして生涯にわたって安全で快適な食生活を営むことを目的とした食育を推進し、あらゆる場と機会をとおして口の健康を守り、五感（味覚、視覚、触覚、聴覚、嗅覚）をいかして食べられる、食育推進の支援をするための『食育推進宣言』をしたのです。

　また、厚生労働省は平成21年7月に歯科保健と食育のあり方に関する検討会報告書を発表しました。それをもとに日本歯科医師会と日本栄養士会は、食にかかわる専門職として、連携して食育にかかわることができないかを検討した結果、健康づくりのための『食育推進共同宣言』を打ち出しました。このようにして、関係省庁や関係団体が食育推進のために事業を展開しています。

歯科からのアプローチ

　では、歯科医院では具体的にどのように取り組んでいけばよいでしょうか。

　口は、話す、食べる、呼吸するなど、1つでいくつもの機能を担っている器官です。口は"食べるための道具"ともいえますが、その使い方次第で食物をおいしく感じることができて、食べることで、満足感や快感など、心地よさが得られます。そこで、このような口がもつ役割を果たすために、歯科からは食べ方をとおした食育が進められています。

乳児から高齢者まで口腔内の形態や機能には変化がみられ、それぞれのライフステージごとに食育に関するアプローチは変わってきます。

　歯科医療従事者として国民の口の健康を守り、五感で味わって食べられるよう食育を推進するために、それぞれのライフステージにおいて食育支援を学ぶことは、日常の歯科業務にもおおいに役立つものと考えています。

◘乳児期における食育支援

　乳児期は、栄養摂取方法が乳汁摂取である哺乳から、離乳食を食べる経口摂取に変わる時期です。この時期は、哺乳量や離乳食の進め方などに悩んだり、つまずいたりする母親も多くみられます。栄養摂取が哺乳から離乳食へと変化する大切な時期であるため、食べる楽しみを得て、食事に興味をもつことができるよう、専門家などによる支援を必要とすることもでてきます。

［授乳期の食育支援］

①授乳による母子関係の育成

　授乳期は、哺乳によって親子関係が確立されるといわれています。母乳哺乳が推進されていますが、母乳が出ない、足りないなどの場合もあり、母乳を与えることができない不安を訴える母親もいます。そのような場合は、育児不安をあおる指導ではなく、母親を支援する指導を心がけましょう。

②母乳を与えられる環境の確保

　健やかな母子関係の育成のために、母親が安心して授乳できる環境づくりが大切となります。就業している母親、専業主婦の母親を問わず、誰もが安心

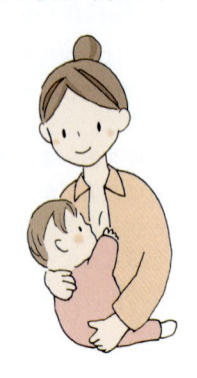

食育

して授乳できる環境整備、社会的支援が望まれます。授乳室のある施設（公共施設や店舗）に授乳室のあることがわかるような表示がなされて、外出先でも安心して授乳できるよう支援が進んでいる地域もあります。
③母乳を与えられない場合の不安の解消
　母乳が出ないなどの理由から、母乳を与えられないことが、食べ方や咀嚼の発達に影響を与えるのではないかとの不安を訴える母親がいます。そのような母親に対しては、哺乳ビンからの哺乳であっても哺乳動作に違いはないこと、食べ方や咀嚼の発達に影響はないことを説明し、育児不安にならないような支援が大切です。
④日々の生活での母親へのサポート
　現代の日本ではまだ育児は母親任せのことが多いといえるでしょう。とくに授乳期は母親の負担が大きくなります。母親が毎日の生活のなかで育児に負担を感じないよう、周囲の人々、とくに父親からのサポートが必要な時期です。

◆口から食べる準備のための食育支援

　乳児は、哺乳の時期に離乳食を食べるための準備をしていきます。そして「吸う」から「食べる」に口の動きは変化してきます。
①哺乳行動を知る
　新生児は出生時には原始反射により乳汁を摂取しています。哺乳にかかわる原始反射には、吸啜反射、探索反射、口唇反射などがあります。この反射は4ヵ月頃から次第に消失し、1歳前には見られなくなります。哺乳にかかわる原始反射がはっきりしている頃に、スプーンから与えようとしても、舌を出してうまく口に取り込むことができない、という母親からの訴えを聞くことがありますが、原始反射によるもので、次第に減弱しスプーンから取り込めるようになることを指導します。

②口と手の協調の促進

　乳児は、生後2～3ヵ月頃から盛んに指しゃぶりや手しゃぶりをします。自分で手や指を口に持っていくことをとおして、次第に手と口の協調動作を獲得していくためです。

③口を使った遊びで哺乳にかかわる原始反射の減弱

　生後4ヵ月頃からおもちゃなどを手に持って口へと運び、しゃぶる行為がみられるようになります。さまざまな大きさや形をしたおもちゃを口に入れ、舌や顎を動かすことによって、哺乳にかかわる原始反射は減弱し、随意的な口の動きが発達していきます。哺乳にかかわる反射の減弱が、離乳食開始の目安になります。

④口腔内の形態の変化

　新生児の口腔内は哺乳に適した狭い形態をしています。頬にはビシャの脂肪床があり、口蓋は、傍歯槽堤があることで成人に比べると狭く、その形態は乳首が収まりやすくなっています。

　生後2ヵ月から4ヵ月頃にかけて、下顎前方部の歯槽堤が他の部位に比べ著しく成長してきます。また下顎だけでなく、生後半年間に上顎も前方に成長することで口腔前方部の成長が増します。栄養摂取が哺乳から離乳食へと変わるように、口腔の形態も狭く哺乳に適した形態から、舌が口腔内で食物を処理しやすい形態へと変化していきます。

◧ 離乳期の食育支援

［離乳食の進め方］

　離乳開始時期は、口腔の形態成長、哺乳反射の減弱などが関与するため、個人差が大きくなります。一律に月齢で決めずに、食べる機能の発達を考慮して離乳開始の指導をしましょう。離乳食は、乳汁から固形食へ食べるものが移行していく大事な食事なので、機能獲得過程を十分理解したうえで指導、支援をしていきます。

①口の動きの発達に合わせて離乳を進めていく

　厚生労働省が離乳の進め方の目安を授乳・離乳の支援ガイドにあげていますが、これは食べる機能の発達過程をもとに述べられています。離乳食の形態は食べる機能を獲得するための重要な要素なので、口の動きと与える食形態の関連を理解し、指導にいかします。

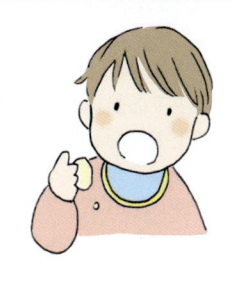

②手づかみ食べのすすめ

　食事マナーの面から、食物で遊んだりこぼすことを嫌う保護者もいますが、この時期に手づかみ食べをすることで口と手の協調動作を獲得し、どの場所で手に持った食物を口に受け渡すのかがわかるようになるのです。その結果、だんだんと食物を口へ押し込んだり、詰め込まないようになっていきます。また、手づかみで口への受け渡しが上手になることが、食器やスプーン、フォークなどの食具を使って食べる機能を獲得する準備となります。

　こぼしてもすぐに掃除ができるようにピクニックシートを床に敷くなど、ちょっとした工夫を指導に盛り込んでみてください。

[薄味調理と味覚の育成]

　一般的な大人の食事の味付けは、乳汁摂取していた乳児にとっては刺激が強いものです。はじめは薄味から味覚を育て、広げていくようにします。初期食は素材の味で、中期からは味噌・醤油、後期から砂糖を取り入れるようにするとよいでしょう。

◆乳歯の生え方と咀嚼の発達

　3回食で必要な栄養を摂ることができるようになると、離乳も完了となります。食事は次のステップとして幼児食

へと進みますが、咀嚼を要するためには乳臼歯が必要となります。萌出順序に応じた歯の使い方を支援していきます。

①上下の前歯が生えたらかじり取りの練習を

　上下前歯が生え揃う1歳頃には、手で持った食物を前歯を使ってかじり取るようになります。この動きで詰め込みや押し込みをせずに適切な一口量を取り込めるようになるので、こぼさないようにと食物を小さく切ってしまうと一口の量を覚えにくくなります。この頃には食物を小さく切るよりも大きめのものから直接かじり取らせるよう指導します。

②おもちゃ噛みで力加減を覚える

　上下前歯でおもちゃを噛むことで、力加減や歯の使い方を覚えていきます。安全で清潔なおもちゃを使っておもちゃ噛みをすすめます。

③最初の奥歯で噛みつぶし

　1歳半頃には上下第1乳臼歯で噛みつぶすことを覚えていきます。ただし、まだこの段階では、繊維が強い生野菜や肉、弾力のある練り製品などすりつぶして食べる食品はうまく食べられません。

④3回の食事で栄養の充足

　離乳食のあとに母乳やミルクを与えて栄養を補っていた状態から、3回食でほぼ必要な栄養がとれるようになれば、離乳は完了です。

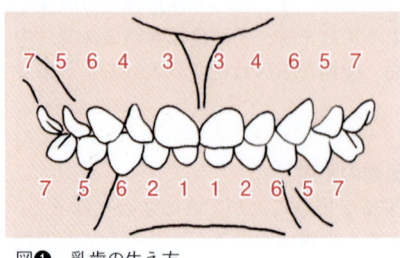

1：6.5ヵ月
2：7ヵ月
3：7.5ヵ月
4：8ヵ月
5：12～16ヵ月
6：16～20ヵ月
7：20～30ヵ月

図❶　乳歯の生え方

食育

◘幼児期の食育支援

①乳歯の生え方と幼児食の進め方

　1歳代前半の離乳完了の頃は第1乳臼歯は萌出しているものの、第1乳臼歯咬合面は小さく力も弱いため、この頃はまだ咀嚼機能は十分に発達してはいません。そのため離乳が完了したとはいえ、大人とまったく同じ食事を食べるのは難しいでしょう。しかし、すべてが離乳食のままでは咀嚼の力をつけることも難しくなります。そこで幼児食という大人の食事に入る前の、食材や調理形態を工夫した食形態を与えるようにします。

　その際、嚙ませようと硬いものを与えると処理できずに出したり丸のみしたりするようになって、食事が進まないこともありますので、歯の萌出状態をよく確認し、食形態を指導する必要があります。

　歯が萌出するこの時期は、食べられる食品も増え、乳臼歯も萌出していることから、とくに乳臼歯の歯磨き方法の指導も重要となります。

②食具の使用と食環境の整備

　1～2歳代の幼児期前半には、手づかみ食べで獲得された口と手の協調動作をもとに、スプーンやフォークなど食具の使い方を覚えていきます。最初はうまく使えませんが、口と手の協調機能が発揮できるよう、はじめは大人が介助しながら「すくう」、「刺す」、「口へ運ぶ」、「口へ受け渡す」ことを覚えていくように促します。

　この時期に3回食になるわけですが、生活リズムが不規則だと食事の時間も不規則になるので注意します。また、外で遊ぶことが少ないとエネルギー発散ができないため、食べる意欲が損なわれることがあります。そのため、生活リズムを整えるような指導も必要となります。

　生活スタイルによって難しい場合もありますが、時間が許す限り、できるだけ家族で食卓を囲むよう指導します。

家族とともに食事をすることでおいしさを共有し、食事に対する興味をもたせることも大切です。
③乳歯列の完成と咀嚼機能の充実

　2歳半〜3歳頃には乳歯20本が揃い、乳歯列が完成します。第2乳臼歯は咬合面が大きく力も発揮しやすいので、上下第2乳臼歯がしっかりと咬み合うようになると処理できる食品が増えてきます。繊維が強いものや弾力のあるものも少しずつ食べることができるようになります。ただ、噛む力を育てようするばかりに噛みごたえのある食品ばかり与えると疲れてしまい、食べる意欲がなくなることがあります。さまざまな硬さのものをバランスよく食べることが大切です。噛みごたえのある食品を食べ始めるので、よく噛んで唾液と混ぜ合わせて飲み込みやすい形に作り変えるような食べ方をします。早く食べてお皿をきれいにしようということではなく、ゆっくりよく噛んで食べるよう指導しましょう。

　この時期、食事のリズムに影響を及ぼす生活リズムを整えることも重要です。生活リズムが整うことで、お腹をすかして食事をとる習慣も身につくのです。
④通園による共食の場の広がり

　3歳すぎになると保育園や幼稚園などに通う子どもが増え、家庭以外での食事の経験が増えてきます。集団のなかで食事をとることで、食事時の挨拶やマナーを身につける

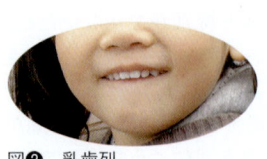

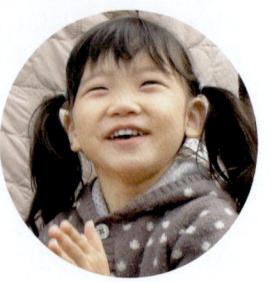

図❷　乳歯列

ようになります。また、食事時間の開始や終了を意識して食べることを覚え、給食などで食事の準備や友人と食事を分かち合うことを学んでいきます。新しい食品も周りの子どもが食べているのを見て安心して食べてみようという気持ちになったり、食べられる食材が広がっていく時期です。

またこの時期、自我が発達し、食べ物の好き嫌いがはっきりしてくる子どももいます。この時期には食べにくかったり、うまく処理できないことで嫌いになることもあるので、時期を待つよう指導することも必要となります。

◪学齢期における食育支援
①小学校低学年の食育支援
- 前歯の生え替わりに応じた食べ方支援

　前歯が生え替わる時期は、前歯がないことによって嚥下時や会話の際に舌突出を見ることがあります。しっかり口唇閉鎖をして食べるように心がけることを指導します。舌突出が習癖化して構音障害や異常嚥下の原因とならないよう、指導には注意が必要です。
- 前歯が生え揃ったら前歯で噛み取る食べ方支援

　咬断して一口量を決める、構音に関係するなど、前歯の役割は大きいものです。前歯の役割を知り、前歯を使った食べ方を指導します。
- 第1大臼歯の生え方に応じた食べ方支援

　上下第1大臼歯が咬み合ってくると食物を嚙む力と、すりつぶす能力が高まります。硬さや弾力のある食材を嚙んで食べる経験をするよう指導するとともに、ブラッシング指導も大切となってきます。
- 五感が満たされる食べ方の支援

　5〜12歳頃は、味覚や嗜好形成において生理学的、心理学的にも大きな影響を受けるといわれています。乳幼児期から始まる味覚受容器官の発達により甘味の認知から、

塩味、酸味、甘味などの味が認知できるようになって、大脳中枢に記憶されます。食事の経験を積むことで食物の嗜好を学習し、形成されていく時期です。

この時期から、食をとおして視覚、聴覚、嗅覚、触覚、味覚という五感を働かせ、さらに食への興味を抱かせるような指導を始めます。子どもたちは日頃何気なく食べている食物に対し、香り、硬さ、味、音を意識するようになりますので、食への興味をもち、食べ物の大切さを学ぶよう指導していきます。

②小学校中学年の食育支援

この時期は側方歯群交換期にあたります。臼歯の生え替わりの時期には、食品によってはあまり噛まずに飲み込んだり、食べなくなることがあります。なぜそのような食べ方になるのかを理解させ、唇をしっかり閉じて食べ、頬の内側に食物が残らないようにする、噛む回数を増やしてみるなどの指導をしていきます。また、乳歯と永久歯の違い、歯や口の状態によって食事時間へ配慮が必要であることを理解させ、食品の物性を変える調理についても少しずつ学ぶよう指導します。そして生涯にわたって食物と歯や口の状態による食べ方の対応を理解できる時期でもあります。

③小学校高学年の食育支援

この時期に、第2大臼歯が萌出してきます。咀嚼能力が高くなることで早食いなども容易にできるようになります。早食いと肥満との関連などから、健康的な食べ方、食器や食具の正しい使い方や食べる姿勢などの食事マナーを学ぶよう指導する時期でもあります。

左右の臼歯を使いしっかり噛んで食べることを習慣づけるよう指導し、臼歯の磨き方についても指導する時期です。

④中学生、高校生の食育支援

永久歯列の完成が近づき、身体全体が大人に近づいてくる時期です。しかし、部活動、勉強などで生活リズムが変

化することによって口腔内環境に変化を招くことも多くみられます。口腔疾患の予防や咀嚼と身体づくりの関係を理解させ、生涯にわたる健康づくりの基礎を育てる時期です。
⑤特別支援が必要な児童・生徒の食育支援

　特別支援が必要な児童・生徒は、主疾患や食環境、食事の介助などにより、機能の獲得程度が年齢と合っていないことがあります。個々の食べる機能を評価し、個別の支援が必要となりますが、子どもにかかわる大人が咀嚼にこだわりすぎると誤嚥や窒息を招くことにもなりかねません。食事は心地よく楽しい時間をもたらしますが、特別支援が必要な子どものなかには、食事が身体の健康を脅かす結果になりかねない子どももいることを忘れてはなりません。

　摂食機能の発達程度に合わせた食形態の指導、食事介助の指導を保護者や教諭、栄養士と連携し、個々に合わせた安全でかつ摂食機能発達を促す食べ方を支援していきます。また、誤嚥や窒息の可能性のある子どもに対しては、専門医療機関の受診をすすめ、安全で楽しい食事時間を得られるような支援を行います。

◆成人期の食育支援

　とくに40代以上の食育推進には、生活習慣病予防の観点に立ってメタボリックシンドローム予防の取り組みが必要です。肥満を招きやすい食べ方としては、早食いがあることを認識し、よく噛んで食べる習慣がメタボリックシンドローム予防の1つになることを指導します。

　口の機能を阻害する要因として、歯周病が大きく関与してきますので、喫煙や食習慣、口腔衛生が歯周病予防につながり、かつ口腔の機能維持につながることを指導しなければなりません。また、糖尿病により歯周病が発症増悪する場合があることなど、歯周病と全身疾患の関連についても指導する必要があります。

そして、この年代はストレスが多い年代でもあることから、食を通じて心の安らぎが得られるような支援も行います。仕事中心で時間がとれない状況でも、ときには家族揃って食事をする、また、友人とともに食事する時間をもつことで、食べる喜びが培われることもあります。

◘高齢者の食育支援
　8020運動が展開されたことで、80歳のときに歯が20本残っているように、という考えが浸透してきたように思われます。しかしながら80代は、口腔環境や全身状態に多様性を示す時期でもあります。歯数が20本に満たない者も多く、加齢に伴う口腔機能の減退を生じていることは否めません。少ない歯数と減退した機能で食事をとることは、誤嚥や窒息を招きかねませんので、日頃から歯科を受診し、形態を回復するよう指導することが、食事の支援につながります。

　加齢に伴い、食事に必要な口腔機能の減退が現れます。それによって食事に時間がかかる、むせるといった訴えもでてきます。何が原因となるか、口腔機能や食形態を評価し、適切な指導を実施しましょう。特定高齢者に対しての介護予防事業が地域包括支援センターで行われていますので、対象者にはセンターを紹介することもよいでしょう。また、必要があれば、摂食機能療法を実施している専門医療機関を紹介するよう支援します。

優しく易しいマナー講座

マナー [manner] は行儀、作法、礼儀という意味です。
本章では言葉遣いをはじめ、
社会人として知っておきたいマナーの基本を
取り上げました。
マナーは心遣い。
マナーを身につけた女性のしぐさと言動には、
「やさしさ」が感じられます。
医療の場でも役立つマナーを身につけて、
女性として輝いてください。

言葉遣い

　言葉遣いは、顔の表情や声、態度など言葉以外の要素によっても大きく影響されます。親しさと馴れ合いは別のものです。また、鼻にかかった甘え声は品がありませんし、もったいぶった言い方はわざとらしく相手を不愉快にさせます。流行言葉の多用も聞き苦しいものです。

　このように言葉には、言葉を遣う本人のものの見方や考え方、教養さえも反映されますので、正しい言葉遣いを心がけましょう。

　社会に出れば、自分と立場の異なる人とかかわりあっていかなければなりません。適切な敬語が使えると好感がもたれ、ビジネスや人間関係が円滑に進みます。また自信をもって人と接することができるようになりますので、まずは社会人として、正しい敬語の扱いをマスターしましょう。

　敬語には「尊敬語」「謙譲語」「丁寧語」があり、相手の立場やその場の状況に応じて使い分けていきます。

①尊敬語

　相手や相手の動作などに敬意を表わすときに用いる。動詞の語尾に「れる」「られる」をつけたり、名詞や動詞に「お」や「ご」をつける形や、その動詞自体が尊敬を表わすものもある。

②謙譲語

　自分の動作などをへりくだった言葉で表現することで、相手に敬意を表わす。

　　言う→申し上げる

　　行く→うかがう

　　見る→拝見する　など。

③丁寧語

　丁寧な表現で相手に敬意を表わす。動詞などに「です」「ます」「ございます」をつけて表現する。

　　言う→言います

　　ある→あります・ございます　など。

このほか、丁寧語の一部として「美化語」があります。「お飲み物」「お酒」「うまい→おいしい」といったように、きれいな表現をするときや言葉を和らげるときに用います。

敬語を使うことに慣れるには、日常の生活で使っていくことがいちばんです。NHKのアナウンサーが使っている言葉を意識して聴いて、周囲の人に使ってみたり、チェックしてもらいましょう。

♥言葉美人への道　10ヵ条
①どのような立場の人にも同じように丁寧な言葉で接する
②丁寧すぎる言い方は逆に失礼な言い方になる
③会話は言い切らずに、文の最後まで言う
　ex）カフェでの注文
　　　「コーヒー」→「コーヒーをお願いします」
④語尾は最後まで言い切る
　⇒あいまいな言葉遣いは誤解を生みやすい
⑤余分かつ不要な言葉は軽薄な印象になるので注意
　「もう」「なんか」「やっぱ」「さぁ」「〜のかたち」「〜のほう」「思うんだけど」等
⑥過去形は使わない
　　×よろしかったでしょうか？
　　○よろしいでしょうか？
⑦尊敬語と謙譲語の使い方に注意する
　　×どういたしますか？
　　○いかがなさいますか？
⑧二重敬語に注意する
　　×ご覧になられましたか？
　　○ご覧になりましたか？
⑨「お」の使いすぎは品位に欠ける
　「お」や「ご」をつける言い方は尊敬と美化の表現の2通りある。自分の行動や行為に関する言葉には基本的に用いない

冠婚葬祭のマナー

　マナーは、自分が恥をかかないためだけでなく、相手への思いやりを示すためにも身につけておきたいものです。単なる形式ととらえず、相手に敬意を示し、大人の女性として失礼のないようなマナーを身につけましょう。

◘葬儀

　冠婚葬祭のなかでも、もっとも気を遣わなければならないのが「葬」です。悲しみにうちひしがれた葬儀では小さな失態も当事者の心を傷つけます。細心の心配りが必要な儀式であることを心にとめておきましょう。

[通夜の弔問]

　故人と特別親しかった場合は、通夜・葬儀式[*]に積極的に参加します。喪主と親しい場合には通夜・告別式に参加するか、裏方に回り雑用などの手伝いを行いましょう。

[*] 家族、親族、親しかった友人、先輩、知人が集まって、式を主導する僧侶や神父とともに故人の生前をしのび、旅立ちを送る儀式。一般の人は加わらない。

　通夜は、自宅で家族たちと過ごす最後の夜という意味で、本来は家族親類、故人とごく親しかった少数の知人で行いましたが、最近では本来の意味が薄れ、多くの人が集まるようになりました。告別式に出ない代わりに通夜ですませる場合も見受けられます。

- 服装…急な知らせを受けて駆けつける場合が多いため、平服で可。地味な服装がよい。できればダークスーツ。
- 拝礼…先着者から順に拝礼する。線香は絶対に息で吹き消してはいけない。手で煽いで消す。家族に黙礼して着席する。
- 香典…渡すタイミングは、告別式が終わるまでなら、いつでもよいが、通夜か告別式での受付で記帳と一緒に行うのが最近の風潮で、一般的には、葬儀式を避け、通夜からということになる。受付がない場合は、拝礼してから遺族に渡す。

♣服装とアクセサリー
[服装・バッグ・靴]
　洋装の場合、透けない生地の黒のワンピースかスーツ（パンツでもOK）を着用します。袖は長袖か七分袖、スカート丈は膝が隠れるものを。ベルト、ボタンなども黒く光らないものにし、ストッキングも黒を着用。バック、靴も光沢のない黒で、金具のないものにします。
[アクセサリー]
　通夜や葬儀の際には白または黒真珠のネックレスをつけます（日本では重なるという意味を避けるため、1連のものに限る）。真珠のほかには、黒オニキス、黒曜石でもOK。イヤリングはネックレスと同じものをつけますが、指輪は真珠であってもダメ。ただし、結婚指輪・婚約指輪に限りつけていきます。
[化粧]
　真っ赤な口紅などは避け、メイクは控えめにします。派手なマニキュアは落とします。急には落とせないネイルアートなどをしている場合は、黒レースの手袋を着用しましょう。

[葬儀式の弔問]
　家族、親族、親しかった友人、先輩、知人が集まって、式を主導する僧侶や神父とともに故人の生前をしのび、旅立ちを送る儀式。一般の人は加わりません。
- 服装…年配者で、弔辞を読む人は正式喪服。弔辞を読むときは白手袋着用。正式喪服は、故人や遺族と深い関係者でない限り着用する必要はない。略式喪服はダークスーツ（グレー・紺など）で、白シャツ、男性は黒ネクタイを着用。突然の知らせで用意する間もなく駆けつけるときは、平服に喪章*)を左腕に巻き付けただけでも許される。

*）喪章は、喪服が正式でも略式でも、本来は四親等（いとこ）までの人がつける。

[告別式の弔問]
　告別式は、一般の人のお別れのための式。葬儀式に参列した人たちは、告別式に参列する人たちの弔意を受ける立場になります。告別式も、厳粛にしめやかに行います。
- 服装…ビジネススーツに黒無地のネクタイでよい。学生の場合は制服も可。汚れているものは避ける。
- 香典…・前もって届けておくほうがよい。スタッフ（社員）の持ち寄った形の香典は、その意思が通じるようにのし袋の表に名前を連記したり、代表者名だけ書いて以下何名としておく。医院名（会社名）は右肩に小さく書く。

　香典を持たずに焼香だけしたい場合でも、告別式へ出席してかまいません。その際は、会葬者名簿に名前を記入し

♣香典
[香典の表書き]
　仏式では、通夜、葬儀のときに用いるのが御霊前、四十九日の法要以降は「御佛前」を用います。「御霊前」は各宗派に共通して用いられますが、蓮の花の模様が入っているものは仏式のみとなります。
- 各宗派共通　→　御霊前
- 仏式　　　　→　御香料、御香典、香華料
- 神式　　　　→　御玉串料、御榊料、御神饌料
- キリスト教　→　お花料、御花料、御花環料

　このほか、カトリックの場合は、「御ミサ料」「弥撒料」など。
[留意点]
①不祝儀用ののし袋には熨斗はつかず、水引は黒と白または銀の結び切りのものを用いる。名前は薄墨の毛筆または筆ペンで書く。
②新札は準備していたようになるので不祝儀には用いないといわれているが、人に差し上げるものなので、きれいなものを用意する。気になるなら縦半分に折り目を入れておく。
③わかりやすいように中袋の表側にお札の肖像がくるように入れる。また、中袋には右側に金額、左側に住所・氏名を書くの

て、香典受付の前を会釈して通りすぎます。出口で香典返しの品を渡している場合が多いのですが、「ご焼香だけに伺ったのですから」と丁寧に辞退します。

[香典の渡し方]
①告別式で渡す場合
- 受付に渡す：先方のほうに向けて差し出す
- 霊前に供える：表書きを自分のほうに向けて香典受けの中に入れる

②通夜の席で渡す場合
- 受付係がいる：告別式のときの要領で係の者に渡す
- 受付係がいない場合：告別式のときの要領で霊前の香典受けに入れる

が一般的だが、地方によってしきたりが異なる場合があるので臨機応変に対応する。

④弔辞の場合、慶事とは反対に、上包みの上の折り返しが上にくるようにする（「悲しみで頭を下げて」と覚えよう）。

⑤香典を渡す際には、「このたびはまことにご愁傷さまです。ご霊前にお供えください」と言葉を添えて、ふくさの中板からたたんだふくさの上に、先方が表書きを読める向きに置いて差し出す。

⑥同僚や友人から香典を預かった場合は、預かった人の住所・氏名を記帳し、名前の横に代理人の名前を書き添える。

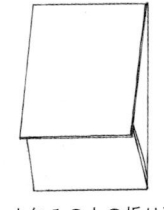

- 上包みの上の折り返しが上にくるように

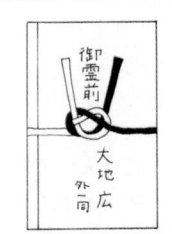

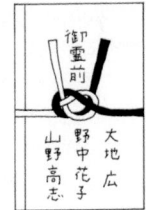

♣お焼香

　仏式の場合の立礼・焼香を行うときには、まず僧侶、ご遺族に一礼、遺影に向かって一礼した後、焼香台に進みます。右手の親指、人差し指、中指の3本で抹香をつまみ、目の高さまでおしいただき、香炉に落とします。その際、宗派によりやり方、回数は異なりますが、厳密でなくとも失礼にはなりません。合掌し、遺影に一礼した後、僧侶、ご遺族に一礼して、席に戻ります。座礼の場合、祭壇の前に進むときは、立ち上がらず、膝を使って移動します。焼香の際には手袋ははずします。

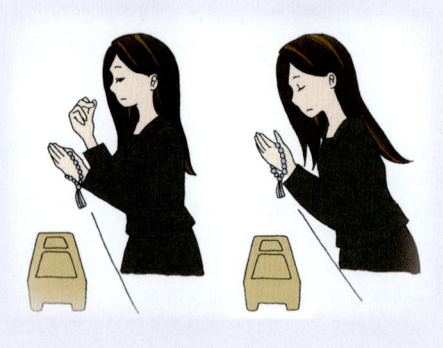

　手順としては、拝礼の席の手前で一礼して遺族にお悔やみを述べ、霊前で拝礼した後、香典を取り出し、香典受けの中に静かに入れる。
③葬儀式に参列した場合
　すでに香典受付が設けてあるので、係の者に直接手渡す。
▪代理人が持参した場合
　受付に渡す：本人（代理人）の住所・氏名を記帳し、その左横下に「代」の一字を書き添えておく。院長個人の代理の場合も同様。医院名だけの香典の場合は医院の所在地と医院名を記帳するだけで、代理の印は書かなくてもよい。

遺族と話ができる場合：やむをえない事情で代理で伺ったことをていねいに詫び、依頼者と自分の関係を簡単に説明してから、霊前の香典受けの中に入れる。
☞通夜の席に出された食事やお酒は、口をつけることも供養とされているので、通夜ぶるまいは少しでも受けるようにする。ただし、長居はせず、大声で話したり、酔っ払ったりしないように。

◆**結婚式**

＊**招待されたとき**

　結婚式や披露宴の招待状をいただいたら、なるべく早く返事をします。招待客の人数が決まっているため、出席できない場合、別の人を招待することもありますので、すみやかに返事をしましょう。口頭や電話で返事をした場合でも、葉書は必ず返送します。

[お祝い]

　披露宴の前にお祝いを渡しておくと、費用の足しになりますし、当日、大金を預かるリスクも軽減でき、受付の混雑緩和にもなります。先に渡している場合、受付ではお祝いの言葉に添えて、「お祝いはお渡ししてありますので、記帳だけさせていただきます」と伝えましょう。

　結婚祝いの表書きは「壽」または行書の「寿」が一般的で、「御結婚祝い」や「御祝」なども OK。

　水引は金銀もしくは赤白で「結び切り」の応用「あわび（あわじ）結び」が一般的です。また慶事には必ず熨斗がつきます。水引は金銀のほうが格上で、カラフルな色地の祝儀袋はカジュアルになるので、結婚式には純白の地のものを用いましょう。慶事の場合は、上包みの下の折り返しが上にくるように。「嬉しいときには顔を上げて」と覚え

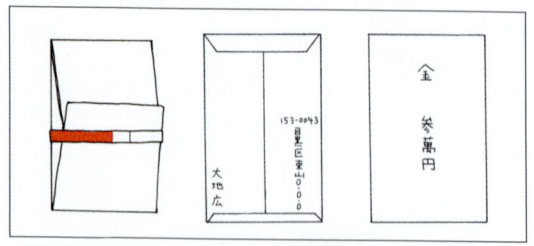

図❶　慶事の場合、中袋の表中心に金額を書き、裏に住所氏名を書く（郵便番号も忘れずに）。金額は、大字（漢数字の代わりに用いる漢字）で書くのが一般的だが、普通の漢数字でも OK

優しく易しいマナー講座

♥服装とアクセサリー

「平服で」と言われた場合は、招待客に負担をかけさせない先方の配慮です。新郎新婦をはじめそのご親族が礼服で迎えてくれるので、招かれた側も最低限の礼を欠かない装いをします。平服は略礼装ととらえましょう。

[服装]

花嫁の色である「白」以外の明るい色がおススメ。黒の場合は、コサージュやアクセサリーで華やかさをプラスする。キャミソールタイプやビスチェタイプの肩を出す「イブニングドレス」は夜の装いなので、昼の披露宴では、極力肌の露出を避け、ボレロなどの上着を羽織るのが礼儀。スカートの丈もミニだと失礼になるので、膝頭が隠れるぐらいのものを。必ずストッキングを着用する。

[バッグ・靴]

ハンドバックは小ぶりのもので、自分と椅子の背の間、もしくは足元に置く。

妊婦など特別な場合を除き、ハイヒールかミドルヒールのパンプスを履く。オープントゥやバックストラップもOKだが、ストラップのないミュールはダメ。サンダルの場合は、基本的には足元が隠れるロングドレスが前提となるので、パンプスが無難である。

[化粧・アクセサリー]

いつもより少し華やかなメイクをするが、ただし、花嫁を立てるのを忘れずに。ロングヘアの場合はアップにするほうが好ましい。結婚式、披露宴が日中の場合、キラキラ光る宝石類やアクセサリーは避け、パールなどが相応しい。ダイヤモンドもひかえめなものなら可。夜は照明に映える輝く素材でもOK。

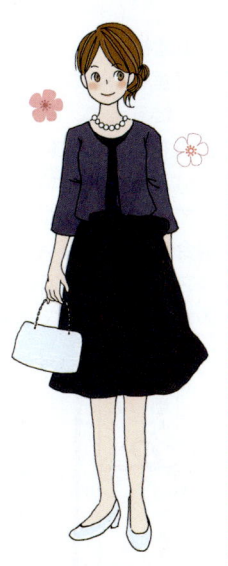

261

ます。
＊当事者の場合

　親友に打ち明けるほど縁談が進行したら、まず直属上司に口頭で知らせておきます。結婚届については、結婚の意思を知らせる「結婚届」と結婚したことを知らせる「成婚届」があるので、医院（会社）の規則に従って提出します。また医院（会社）によって、お祝いの準備があるので、式の前日ということがないよう注意しましょう。

[祝儀のお礼]

　披露宴には呼べなかったけれどもお祝いをいただいている場合は、礼状を同封してデパートから内祝いを贈ります（会社や団体に対してはその必要はない）。また遠く離れている友人には、新婚旅行先で買ったものを贈り、身近な友人たちには新居へ招いてもてなすのが無難です。

◘出産祝い

　出産祝いは、出産後に母子ともに健康であることを確認したうえで、産後7日～1ヵ月ぐらいの間に贈ります。品物を贈るときには、出産後にすぐ使用するものは揃っている場合が多いので、半年先ぐらいに使えるものがよいでしょう。ただし、好みもありますので、品物を贈る場合には、ほしいものをあらかじめ尋ねておくことをおススメします。現金がいちばん喜ばれるかもしれません。また、第2子以降のお祝いをするときは、上の子どもに

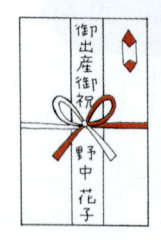

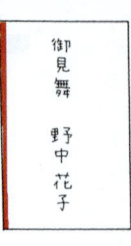

図❷　出産祝い（左）；現金を贈る場合には、熨斗つき、蝶結びの水引がついた祝儀袋に、「御出産祝い」「御祝い」などと表書きする
お見舞（右）：白一色の封筒は避ける。熨斗つきも可。紅白結び切りの水引がついたものでもOK

寂しい思いをさせない心配りもほしいものです。
[内祝い]
　出産祝いをいただいたら、生後1ヵ月のお宮参りの頃に内祝いとしてお返しをします。いただいたお祝いの半分から1/3ぐらいの金額が目安となります。表書きは「内祝」とし、赤ちゃんの名前で贈ります。

◘ 病気見舞い

　病気のお見舞いに関しては、慎重にしなければなりません。すぐに駆けつければよいというものではないので、相手の状況や気持ちを考えて、相手のご家族にお見舞いにうかがってもよいかどうか確かめることが必要です。
[お見舞いにうかがう際の注意]
　面会時間等を確かめ、食事の時間は避けます。派手な服装やメイク、香水などは避け、むやみに励まそうとせず、相手の話を聞くようにします。面会時間を厳守し、相手を疲れさせないように20分程度で切り上げましょう。入退

♥ 水引

　水引には「結び切り（真結び）」と「蝶結び（行結び）」があります。繰り返してよいものには蝶結びを用い、一度きりにしたい婚礼や葬儀、お見舞いやその快気内祝いなどは、結び切りを用います。出産祝いや季節の贈りものなど何度あってもよいお祝いには蝶結びの水引を使用しましょう。

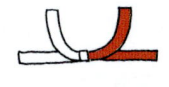

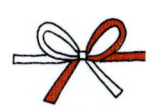

- 結び切り
- 蝶結び（行結び）
- 結婚式では「結び切り」の応用「あわび結び（あわじ結び）」が一般的

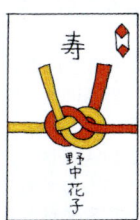

寿　野中花子

室時には、同室の人にも挨拶をします。
[お見舞いの品]
　花を贈る場合は、鉢植えは避け、シクラメンや椿のように花が落ちるもの、香りの強い花も避けます。また、アレルギーなどの問題でお見舞いの花を禁じている病院もあるので注意しましょう。病状によっては食べられないこともあるので、現金のお見舞いが無難です。同僚や目下の人であれば、その際に雑誌１冊を添えるなどすれば喜ばれます。
- お見舞いの表書き

　「御見舞」が一般的ですが、目上の人に差し上げる場合は、「御伺」とします。封筒は、左端に赤い帯の入った水引なしの封筒がよく使われますが、熨斗つきで赤白結び切りの水引がついたものでも構いません。白一色の封筒は用いないようにします。

[快気内祝]
　病気が治癒し、お見舞いのお返しとして贈る「快気内祝」は、退院、または床上げして10日ぐらいまでに贈ります。水引は紅白の結び切り、熨斗つきを用います。お見舞いにいただいた金額の半分から1/3程度の目安で、「病気が残らない」という意味を込めて食べ物や消耗品を贈るのが一般的です。

☞お見舞のお返しとして本人が贈るものが「快気内祝」。「快気祝」は、病気だったことを知らなかった人が、相手が治ったことを祝うときに使う。

❤お礼の金品のスマートな表書き
お礼の品には一般的には「御礼」とするのが一般的です。「寸志」は目上の人に使うのは失礼となりますので注意します。
目上の人には、「松の葉」「花一重」「華一枝」という表書きを使うのもしゃれています。これにはほんの気持ちばかりです、という意味があります。

仕事の取り組み方

　ビジネスの各分野には、それぞれに必要な専門技術がありますが、その前に社会人・医療人としてマスターしなければならないことがあります。仕事を円滑に進めるための、誰もが把握しておきたい基本的な技術ですが、ビジネス社会の新人ばかりでなく、ベテランといわれる人も、この基本的技術を再認識し、しっかりと身につけておきましょう。

[仕事の要領]
- スケジュールを立てる

　歯科医院では、診療時間という明確な時間割があるため、1日の勤務時間すべてを自分で計画を立てて動かすことはできないかもしれませんが、業務において計画性の必要な事例はたくさんあります。スタッフとして平等に与えられた勤務時間を有効に使うため、今日すべきこと、今週すべきこと、と計画を立てていきます。

[1日を有効に使うコツ]
①スタートを早くする

　スタートが肝心です。朝、出勤してから何となくもたもたしないよう気をつけましょう。スタートよければすべてよし。

②不要な行動をなくす

　1日の行動を振り返ってみると、意外に無駄に過ごしている部分が多いもの。明日に向けて、今日の1日をチェックしましょう。

③仕事のペースをコントロールする

　ただがむしゃらに急げばよいというものではありません。疲れてはミスが起きるだけです。長い目で見て、適度なペースで仕事をすることが大切です。

④やりかけた仕事は終了させる

　やりかけた仕事を途中で中断してしまうと、二重の時間をかけてしまうことが多いものです。翌日回しは極力避け

ます。
⑤終わるまで気を抜かない
　退勤時間が近づくと、つい気持ちが落ち着かなくなる人がいます。最後まで集中力を失わずに仕事をすることが大事です。
⑥翌日の計画を立てる
　明日やるべきことを今日のうちに決めておきます。明日のスタートを早くする第一条件となります。
[指示を受ける]
　上司から指示を受ける場合には、それなりの心構えが必要です。いいかげんな気持ちでは正確なコミュニケーションがとれないので、組織の一員として正しい指示の受け方を身につけましょう。
①やる気のある態度
　指示を受けるときは、「はいっ」とはっきり返事をして積極的に受ける態度を示さなければなりません。返事をしなかったり、「はあ」などと消極的に見える返事をしないこと。
②指示を全部聞く
　上司から仕事の説明をされているときは、最後まできちんと聞くことが大切です。途中で疑問点が出てきたりした場合は、聞き終わってから、その箇所について質問しましょう。
③質問と確認
　わからない点があったら、必ず質問します。不明なままで仕事にかかっても指示どおりにはできません。納得するまで聞いて、聞き終わったら、ポイントを確認します。
④メモをとる
　どんなに記憶力に自信のある人でも、メモをとる習慣を身につけましょう。指示を受ける場合は、その要点だけメモします。とくに、数字や固有名詞は間違いのないように

きちんとメモし、必ず復唱確認をします。
⑤アイデアを盛り込んで肉付けを
　上司からやるべきことは指示されますが、どのようにやればよいかまでは事細かに説明されません。方法については、自らのアイデアを盛り込んで、最良のやり方で行います。
⑥精いっぱいやる態度
　難しい仕事や、経験のない仕事を指示されることもあります。「難しいから」「経験がないから」と首をかしげたりせずに、「私の力で精いっぱいやってみます」という姿勢

> **＋こんなときには……**
> ①指示をただちに実行できないとき
> - 遠慮や沈黙は絶対にいけない。
> - 他の命令や先の約束時間があり、繰り合わせのできない場合は、具体的な事柄をきちんと説明する。
> - 直接の上司以外からの命令ですぐにできかねる場合は、直接の上司にその旨を説明し、指示を仰ぐ。
> ②期日内にできないとき
> - ひとりでよくよしない。
> - できないとわかった時点で、即刻上司にその旨を伝える。
> - できない理由と、自分なりの対策まで用意しておく。
> - 自己弁護をするような言葉は避けて、素直な態度で説明する。
> ③上司の言葉が納得できないとき
> - 推測や感じでなく、事実に基づいて簡潔な言葉で意見を述べる。
> - 「あなたが間違っている」という決めつけはいけない。謙虚な気持ちで、率直に、しかも冷静に述べる。
> - 場合によっては、少し時間をおいてから「この点を」と述べることも。

が必要です。
[報告をする]
　上司に報告がすんで、はじめて仕事が終わるといえます。指示を受けた仕事をやり遂げた場合は、必ずその結果を報告しなければなりません。また、長い仕事は、中間報告をすることが大切です。報告するにもルールやコツがあるので、覚えておきましょう。
①結論から
　多くの上司は忙しく、時間に追われています。結論を一番知りたいので、報告をする場合は、結論を先に述べることが大事です。結論に至る経過を述べる必要があるならば、その後から説明します。
②タイミングよく
　上司が緊急の仕事に忙殺されていることもあります。こんなときに報告をしてはいけません。上司が一段落ついたと思われるときに、「報告したいのですが……」と切り出しましょう。
③簡潔、正確に
　だらだらと要領を得ない報告をしないように、簡潔にしかも正確な言葉で述べます。５Ｗ２Ｈ[*]の法則に則って話すとよいでしょう。あいまいな単語は使わないように注意します。

＊）５Ｗ２Ｈ：だれが（Who）いつ（When）どこで（Where）何を（What）なぜ（Why）どのように（How）どのくらい（How much）

④主観を避けて
　上司は客観的事実のみ知りたいので、主観的判断や推測は、原則として避けなければなりません。ただし、上司が「君の意見は？」と求めている場合は、客観的事実と区別して自分の考えを述べます。
⑤中間報告
　上司は仕事の進捗状況に絶えず不安を抱いているもので

す。指示を受けた後、なしのつぶてではいけません。「いまここまで進んでおります」と時期とタイミングをみて報告していきます。
⑥悪いニュース
　悪い知らせというものは隠したくなるものですが、悪いニュースほど一刻も早く上司に知らせて、早急に対策が講じられるようにしなければなりません。
［上手なメモのとり方］
①要点を確実につかむ
　５Ｗ２Ｈがメモの基本的要素です。それに則って、要点を漏らさずにメモします。
②スピーディに書きとる
　メモはスピーディに書きとらなければなりません。そのためには、用語を記号化したり、わかりやすい略字を使ったりします。
③メモ用紙に内容ごとに分けて記す
　ノートにメモする方法は、あとで整理するのに不便なことが多いので、一枚一枚切り取ることのできるメモ用紙を使うとよいでしょう。一枚の用紙には１つの内容だけ書き、複数内容を書き込まないほうが、あとで整理するときに便利です。自分なりの工夫をしましょう。
④メモを早く補完する
　メモをとったら、落ち着き次第、ただちに書き留めたことの加筆修正をすることが大事です。記憶の薄れないうちにやっておきましょう。
⑤数字を必ず確かめる
　数字のメモはとくに重要です。なによりも正確な記録が要求されるからです。聞き返しや反復をして必ず確認をしましょう。

➕要点速記メモの方法

会議や講演会などのメモの場合は内容の要点を速記する。
～ポイント～
①用紙はノートでなく、一枚一枚ばらばらになるものがあとで便利。一枚一枚の用紙に番号をつけておく。
②筆記用具は鉛筆が最適。２Ｂくらいの芯の軟らかなものが走りやすくてよい。
③書き方は横書きのほうが適している。数字や英単語が出てくるときに便利。
④画数の多い漢字は使用しない。ひらがなや略字、あるいは記号化したものを使う。
⑤数字はもとより固有名詞についても気を配る。正確に書き、読みにくいものにはひらがなを。
⑥会議の場合、賛否の意思がはっきり出る議論については、肯定・否定の区別を明確にする。
⑦整理する場合のため、一方で録音をとっておくと理想的。あとで録音を聞いて肉付けできる。

[上司の前で]

忠告を受けるときもふてくされた態度では自己の向上はありません。礼儀正しく、素直な態度で忠告を聞きましょう。

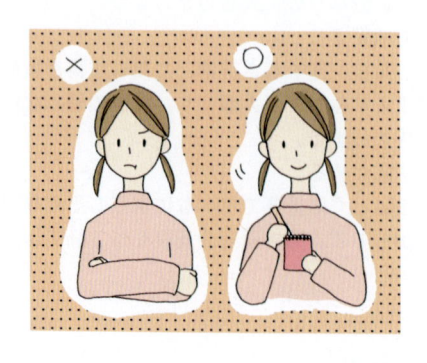

命令を受けるときには、必要があればメモをとりながら指示を受けます。わからないことがあれば質問をし、あいまいなことがないようにします。

表❶ メモのまとめ方（5W2H）

5W
① WHEN……日時や期限
② WHERE……場所
③ WHO……上司か同僚か外部の人か
④ WHAT……何をするのか
⑤ WHY……なんの理由で

2H
① HOW……どのような方法で
② HOW MUCH……どのくらいで

［来客に］

受付は医院の顔、といわれます。明るく感じのよい応対は、そのまま医院の印象につながります。

来客（患者）を案内するときは、礼儀正しく先に立って案内し、席についてもらうときは、座る位置を手で示して先導します。

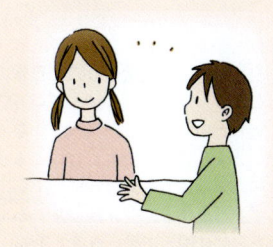

- 明るい笑顔で、てきぱきと患者（来客）の応対にあたる

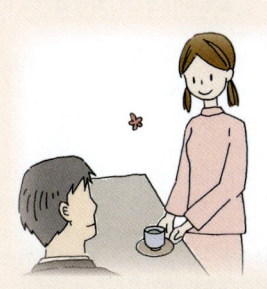

- お茶は来客から先に出す。静かに粗相のないように注意する

✚受付のマナーⅠ

- 患者（来客）の多い少ないにかかわらず、席を空けない
- 雑誌に読みふけっていたり、同僚と雑談などしない
- 患者（来客）の名前を正確に覚えて失礼のないように
- 名指し人の在否は慎重に、いいかげんな返事はしない
- 用件を正確にメモして取り次ぐ
- 大勢の患者（来客）には公平に対応
- 応対中に電話があったときは「失礼いたします」と断る。ちなみに一流といわれる企業では、応対が終わるまで電話にはでない

✚名刺受け渡しのマナー

　初対面の人に会った際に行う名刺交換は、一般社会ではごく日常のマナーですが、歯科では、院長以外のスタッフが名刺を持っていることは少ないのではないでしょうか。けれども、こちらが持っていなくても名刺を渡される機会はあると思います。歯科の世界だけにこもらずに、社会人としてあたり前のマナーを知ることも大切です。

①立って受け渡す：座っていても必ず立ち上がって受け渡しをする。
②片手で出し両手で受ける：出された名刺は両手で受け取ると丁寧。
③机の上に置かない：腰をかがまなければ受け取れないのでは失礼になる。
④相手より先に出す：訪問先では必ず相手より先に名刺を出す。
⑤会社名と名前をはっきり名乗って渡す。
⑥確認する：名前や会社名を確かめ、失礼がないように。

[名刺の出し方・受け方]
①紹介状持参で会社訪問する際は、紹介状に自分の名刺を添えて渡す。
②上司に同行して会社を訪問するときは、上司が紹介したときに名刺を出す。
③先に紹介されたほうから出す。あとで紹介されたほうは、名刺を受け取ってから自分の名刺を渡す。

> **✚受付のマナー Ⅱ…応対の手順**
> ①名刺を出されたら、ていねいに受け取り失礼のないよう会社名と名前を確認し、連絡。
> 名刺を出されないときは名前と会社名を尋ねて用事の内容を確かめたうえで取り次ぐ。
> ②訪問の相手が不在のとき：不在の理由と帰社時間の予定を伝え、必要なら外出先も伝える。
> ③応対中の電話：来客に「失礼します」と断ってから受話器を取る。話は短く切り上げる。
> ④客が集中した場合：訪問された順序に公平に応対する。敏速に連絡し、待たせない。
> ⑤来客の退出：「ごめんくださいませ」と会釈して見送る。待たせた客にはていねいにわびてから見送る。

④名刺は相手が見やすいように名前を相手側に向けて渡す。

⑤名刺は、折り目がついていたり汚れているものでは失礼になる。定期入れや財布に入れず、名刺入れに入れておく。

⑥訪問したら会いたい人が留守だったというとき、名刺の右角をわざと折って渡す場合もある。来訪したことを伝えてもらう意味で受付や応対した人に右角を折った名刺を渡すためである。これは、名刺を悪用されないように、という意味もある。

⑦差し出された名刺はすぐに受け取るのが常識だが、受け取った名刺をろくに見もせずに、すぐにポケットなどにしまってしまうのは非常識。しばらく眺めてからしまうこと。

⑧名指しで訪問してきた人には、あえて名刺を出さなくてもよい。

⑨初対面の大勢の人と商談や打ち合わせなどをする場合、一度で名前を覚えきれないこともある。そんなときは、座っている順に名刺を机の上に並べておいてもかまわない。また、相手が一人であっても、名刺入れを座布団と見立て、名刺を乗せた状態で机の上に置いたままにしておいてもよい。

⑩名刺入れにはいつも名刺を補充しておく。訪問先で慌てぬように前もって点検する。名刺を切らしているときは切らしている旨を伝えるが、面前で探してからでは失礼である。

✚電話を受ける手順

①呼び出し音が鳴ったら：3コール以上は待たせないようすぐにでる。電話機のそばにはメモ用紙を。
②電話にでるとき：「もしもし」や「はいはい」はいけない。医院（会社）と所属名を必ず名乗る。
③相手を確認する：医院外（会社外）の人であれば挨拶をして用件を聞く。院内（社内（の人であれば用件に入る。
④取り次ぎ電話：「誰から誰へ」であるか確かめてから取り次ぐ。
⑤名指し人が留守の場合：5W2Hの要領で話の内容をメモし、返事が必要なら誰にするか確認する。
⑥用件の聞き方：質問の回答は責任をもって、もしわからなければ知っている人と替わる。
⑦終わりの挨拶：「失礼します」という。
⑧通話が終わったら：先方が切らないうち受話器を置いてしまうのはエチケットに反する。

✚電話をかける手順

①かける前：相手の電話番号と名前、所属名をよく調べておく。話に必要な書類や資料をひととおりそろえて整理しておく。
②電話をする：番号を確かめたうえで、正確に入力する。こちらのほうから名乗る。
③相手を確認する：「○○さんでいらっしゃいますか」と確認できたら、挨拶をする。
④用件を話す：用件は簡潔に落ち着いてはっきりと話す。重要な部分は相手に確認をとる。
⑤電話が途中で切れたとき：電話をしたときも、かかってきた場合でもすぐにかけ直す。
⑥用件がすんだら：用件とは関係のない話をだらだらせずに再度重要部分を確認する。
⑦終わりの言葉：終わりの挨拶は失礼のないようていねいに。受話器は静かに置く。

はがき・封書の知識

ビジネスのシーンでははがきや封書を出すことが頻繁にあります。料金等で不明なときには確認をして、出した相手に迷惑がかからないように注意します。

[はがき]

日本郵政公社が発行するはがきには、切手に相当する印刷がされている（料額印面という）「通常はがき」と「往復はがき」があります。

通常は、はがきの裏面に返信文を書きますが、表面も宛名がわかれば下半分なども返信文を書けます。また、はがきのサイズを超えない範囲で、合計の重さが6g以内であれば、薄い紙やシールなどを貼ることができます（貼り付けるものは、はがきに密着していることが必要）。

往復はがきは招待状などに使われることが多く、出欠などを記して返送します。記入例を次ページに示します。

断る場合は、相手が納得する理由を書くのが礼儀です。「出張のため」「所用のため」「すでに予定が入っているため」など、理由を記します。

[封書]

封書には、第一種郵便物として定形、定形外郵便物、郵便書簡などがあります。

通常の手紙は、長さ14〜23.5 ㎝、幅9〜12 ㎝、厚さ1㎝以内、重量50g以内のものが多く、この範囲だと定形となります。この範囲を超えたものは定形外郵便物となり、料金が異なりますので確認が必要です。

郵便書簡は、ミニレターといって、はがきの3倍の通信文を書くスペースがある、封筒兼用の便せんです。表面には、はがきと同様に料額印面がなされているので、切手を貼る必要はありません。薄い写真などを同封することができますが、重さが25gを超えると定形外の扱いとなりますので、定形外郵便物の料金が必要となります。

```
┌─────────────────────┐   ┌─────────────────────┐
│       101-0054      │   │  新会社設立披露宴   │
│                     │   │                     │
│  千代田区神田錦町一―四 │   │  御出席 喜んで      │
│                     │   │  ／    出席させて   │
│  株式会社 旗谷商会  │   │        いただきます。│
│                     │   │  御欠席             │
│         御中(衍)    │   │                     │
│                     │   │  御住所 153-0043    │
│                     │   │  東京都目黒区東山〇―〇―〇│
│                     │   │  御芳名 大地 広     │
└─────────────────────┘   └─────────────────────┘
```

- 返信用はがきの書き方

```
┌─────────────┐ ┌─────────────┐ ┌─────────────┐
│  810-0001   │ │  153-0043   │ │  153-0043   │
│             │ │             │ │             │
│ 福岡市中央区│ │千代田区神田 │ │千代田区神田 │
│ 天神〇―〇―〇│ │錦町一―四   │ │錦町一―四   │
│ 〇〇ホテル  │ │株式会社     │ │株式会社     │
│ 気付        │ │旗谷商会     │ │旗谷商会     │
│             │ │             │ │             │
│ 野原花子 様 │ │ 大地 広 様  │ │ 大地 広 様  │
│             │ │    侍史     │ │             │
│             │ │             │ │   親展      │
└─────────────┘ └─────────────┘ └─────────────┘
```

- **ホテル宛の表書き**：
ホテルなどに滞在している人に送る場合は、ホテルの住所を書いた後に〇〇ホテル気付と書き、改行して相手の名前を書く

- **宛名の脇に添える脇付の入れ方**：
脇付（左）は、相手にいっそうの敬意を表すために書き添えるもので、名前の横に入れる。
外脇付（右）は、宛名人以外の開封を厳禁とする「親展」をはじめ「履歴書在中」など、手紙の内容や添付書類について説明を行うためのもので、脇付よりももっと下に赤い字で書き添える

☞ 脇付と外脇付の併用は×

参考文献・資料・Webサイト

出生〜12歳

1) 蓮井義則, 三木千津, 編：歯科衛生士臨床ポケットブック ASUNARO. デンタルダイヤモンド社, 東京.
2) http://www.rinyushoku.com/

思春期

1) 森 昭三, 関岡康雄, 他：新・中学保健体育. 学研教育みらい, 東京, 2011：2-21.
2) 丸山進一郎, 小森朋栄, 他：患者さんの「思春期」にどう向き合っていくか. デンタルハイジーン, 28（3）：233-245.
3) 矢吹和美：思春期, 青年期, 成人前期のこころ. デンタルハイジーン別冊 患者さんのからだとこころ, 2005：74 - 80.
4) 白川正順, 監修：歯科衛生士別冊歯科衛生士のための有病者歯科医療 臨床でおさえておきたいキーポイント, 第1版. クインテッセンス出版, 東京, 1995.
5) 病気辞典ここカラダ：http://www.cocokarada.jp/disease/
6) 思春期の心の病気：http://www.mental/skrg/shishunki1.html/
7) 起立性調整障害の症状と対策：http://hayr51.biz/kiritushougai/
8) 難病情報センター：http://www.nanbyou.or.jp/
9) 摂食障害克服ガイド：http://www.setushokuguide.com/

成人期

1) 井口登美子, 喜多村一幸, 島本郁子, 森 治樹, 監修：女性の〈からだと心〉安心医学. ウィメンズ・メディカ. 小学館, 東京, 2003.
2) 東舘紀子, 監修：子宮筋腫これで安心 手術する？しない？あなたに最適な治療法ガイド. 小学館, 東京, 2006.
3) 伊藤博之, 監修：子宮筋腫 子宮内膜症 – 正しい治療とつきあい方. コスミック出版, 東京, 2010.
4) 永井荘一郎：今すぐわかる子宮内膜症 セカンドオピニオンを求めているあなたへ. 新風舎, 東京, 2006.
5) 上坊敏子：新版 知っておきたい子宮の病気. 新星出版社, 東京, 2008.
6) 網野幸子, 監修, 主婦の友社, 編：女医さんが教えてくれた女性ホルモンがわかる本. 主婦と生活社, 東京, 2008.
7) 宮城悦子, 監修, 主婦の友社, 編：よくわかる最新医学 子宮がん. 主婦の友社, 東京, 2010.
8) 山田拓郎, 福富隆志, 編：あなたの医学書 女性のがん. 誠文堂新光社, 東京, 2008.
9) 霞 富士雄, 福田 護, 野末悦子, NPO法人 乳房健康研究会編：ホーム・メディカ安心ガイド 乳がんの早期発見と治療 これで安心・見落としのない検査＆納得できる治療法を選ぶために. 小学館, 東京, 2008.
10) 福田 護：名医の図解 よくわかる乳がん治療. 主婦と生活社, 東京, 2007.
11) 高崎芳成：あなたの医学書 膠原病. 誠文堂新光社, 東京, 2009.

12) 三森明夫，監修，主婦の友社，編：よくわかる最新医学 膠原病．主婦の友社，東京，2010.
13) 村島温子：健康ライブラリー イラスト版 膠原病とリウマチの治し方．講談社，東京，2009.
14) 中村裕恵：20代からの女性ホルモンバイブル．河出書房新社，東京，2004.
15) 中村理英子：絵でわかる女性の医学．西東社，東京，1996.
16) 外山圭助，検見崎聡美：美味しい・ヘルシー・クッキング⑧ 貧血の人の食卓．保健同人社，東京，2001.
17) 栗原英夫：甲状腺の病気を治す本．法研，東京，2009.
18) 吉岡成人，福井次矢，編：バセドウ病 正しい治療がわかる本．法研，東京，2007.
19) 野田順子：新版 女性のうつ病．主婦の友社，東京，2008.
20) 上島国利，監修，平島奈津子，編：女性のうつ病がわかる本．法研，東京，2006.
21) 坪井康次，監修：あなたの医学書 うつ病．誠文堂新光社，東京，2007.
22) 対馬ルリ子，監修：女性外来がよくわかる本．リヨン社，東京，2002.
23) 女性の健康週間委員会，監修：主婦の友新実用BOOKS 最新版 女性の医学大全科．主婦の友社，東京，2010.
24) 山近重生，中川達哉，中川洋一：歯科衛生士必携！有病者の対応 チェアサイドSOSブック．クインテッセンス出版株式会社，東京，2010.
25) 蓮井義則，尾崎和美，編：歯科衛生士ポケットブック OSARAI．デンタルダイヤモンド社，東京，2007：70-74，108-111，148-150.
26) 蓮井義則，三木千津，編：歯科衛生士臨床ポケットブック ASUNARO．デンタルダイヤモンド社，東京，2009：19-22，154-168，198，209.
27) 桃井保子，大森かをる：あなたに合うのはどの方法？ 新ホワイトニング講座．歯医者さんの待合室，vol.8：4-11.
28) 大森かをる：歯のマニキュアで簡単審美回復．DH style，2 (2)：25-27.
29) 大河雅之：安心&ヘルシーに。ホワイトニングできれいになる！．nico，vol.40：6-25.
30) 桃井保子，仲川隆之，加藤大明：ストップ！ザ・二次う蝕．nico，vol.17：4-23.
31) 柿木保明，西原達次，編：月刊 デンタルハイジーン 別冊／唾液と口腔乾燥症．医歯薬出版，東京，2003.
32) 日本医師会HP：http://www.med.or.jp/

中年期

1) 長谷徹，西村康：糖尿病&歯周病 その関係と歯科衛生士の役割．DH Style，vol.22：15-29.
2) 田浦勝彦：根面齲蝕の原因と予防を考える．デンタルハイジーン，31 (9)：964-967.
3) 町沢静夫：中年期のうつを治す．講談社，東京，1997.

参考文献・資料・Web サイト

4) 池田克己, 監修, 鴨井久一, 山田 了, 伊藤公一, 編：標準歯周病学 第3版. 東京医学書院, 東京, 2000：90-95.
5) 山近重生, 中川達哉, 中川洋一：歯科衛生士必携！ 有病者の対応チェアサイド SOS ブック. クインテッセンス出版, 2010：20-25, 40, 41, 66, 67.
6) 市来英雄, 尾崎哲則, 高橋裕子, 沼部幸博：別冊歯科衛生士 歯科医院からはじめる禁煙支援. クインテッセンス出版, 東京, 2002：22-44.
7) 寺西邦彦, 監修, 山口幸子：日常臨床＆チーム医療に活かせる歯科衛生士臨床ビジュアルハンドブック. クインテッセンス出版, 東京, 2010：20-33, 172-205.
8) 山本浩正：イラストで語るペリオのためのバイオロジー. クインテッセンス出版, 東京, 2002：264-275.
9) 中川洋一, 斎藤一郎：ドライマウス診療マニュアル. 永末書店, 東京, 2005：34, 38, 48, 56, 108, 110.
10) 赤川安正, 松浦正朗, 矢谷博文, 他編：よくわかる口腔インプラント学. 医歯薬出版, 東京, 2005：214-217.
11) 米満正美, 小林省吾, 宮崎秀夫, 他編：新予防歯科学 第4版, 医歯薬出版, 東京, 2010：48, 49, 153-154.
12) 心の健康のためのサービスガイド：http://www.pref.kyoto.jp/health/info/info05_a.html 京都府精神保健福祉総合センター
13) 歯周病と糖尿病について：http://jp.sunstar.com/starline/ サンスタースターラインプロジェクト
14) 禁煙サポートサイト いい禁煙：http://www.e-kinen.jp/ ノバルティスファーマ株式会社
15) インプラント治療を理解していただくために：www.nissenken.org 社団法人 日本歯科先端技術研究所監修

老年期

1) 鈴木 章, 佐野晴男, 伊東隆利, 編：安心・安全な高齢者診療─かかりつけ歯科医に必要な対応. DENTAL DIAMOND 増刊号, 28(6) 148-154, デンタルダイヤモンド社, 東京, 2003.
2) 五十嵐孝義, 渡辺隆史, 村岡秀明, 黒岩昭弘：補綴を健康にする 80 のいろいろ─診査・診断からトラブル対処法まで. DENTAL DIAMOND 増刊号, 28 (10), デンタルダイヤモンド社, 東京, 2003.
3) 栗原 毅, 福生吉裕, 安達知子, 水澤英洋, 監修：セルフ・メディカ 予防と健康の辞典. 東京, 小学館, 2007：166-253.
4) 祖父江逸郎, 監修：長寿科学事典. 東京, 医学書院, 2003：200-369.
5) 森山貴史：大活字版 中・高年の歯の病気がすべてわかる本. 主婦と生活社, 東京, 2003：176-185.
6) 中尾勝彦, 藤本篤士, 編：デンタルハイジーン別冊／もっと知りたい 義歯のこと. 医師薬出版, 東京, 2003.
7) 岡部栄逸朗, 監修：歯科衛生士 別冊 これ一冊でわかる歯科に関

連する薬の知識 －高齢社会に備えて－．クインテッセンス出版，東京，1997．
8) 今里 聡，尾崎和美，編：やさしい説明，上手な治療［4］根面う蝕．永末書店，京都，2004．
9) 秋房住郎，髙野ひろみ，編：介護予防の現場で役立つ口腔機能向上事例集．永末書店，京都，2007．
10) 日本歯科衛生士会監修，新庄文明，山崎摩耶，米山武義，金沢紀子，編：歯科衛生士による訪問歯科保健指導ガイドブック．医歯薬出版，東京，1994．
11) 高木 誠，監修：よくわかる最新医学 脳梗塞・脳出血・くも膜下出血．主婦の友社，東京，2005．
12) 小堀鷗一郎，三木一正，笹子三津留，他：新・病気とからだの読本 第一巻 消化器．暮しの手帖社，東京，2000．
13) 金澤康德，赤沼安夫，他：新・病気とからだの読本 第二巻 代謝・内分泌 糖尿病・腎臓など．暮しの手帖社，東京，2001．
14) 矢崎義雄，細田瑳一，木全心一，他：新・病気とからだの読本 第三巻 循環器 心臓・脳．暮しの手帖社，東京，2001．
15) 浅野孝雄，新井平伊，岩田 誠，他：新・病気とからだの読本 第四巻 脳・神経と精神の病気．暮しの手帖社，東京，2001．
16) 野村総一郎，樋口輝彦：こころの医学事典．講談社，東京，2003．
17) 佐藤昌康：味覚の科学．朝倉書店，東京，1981．
18) 跡見 裕，監修：実用ガイド 消化器疾患ハンドブック．ブレーン出版，東京，2006．
19) 山口 泰：イメージトレーニングでぜんそく発作を改善！ぜんそくをコントロールする．保健同人社，東京，2009．
20) 柿木保明，他：ドライマウスの現状と歯科衛生士の役割．DH style，vol.21：14-27．
21) 松坂賢一：口腔乾燥症－まずは唾液分泌量の検査から．DH style，vol.57：58-61．
22) 杉原直樹：根面齲蝕を防ぐ！メインテナンスの秘訣．デンタルハイジーン，28（10）：974-978．
23) 安細敏弘：これだけはおさえておきたい！口腔乾燥症・舌痛・味覚障害の実際 chapter1 口腔乾燥症とは？－舌痛・味覚障害とのかかわりも含めて．デンタルハイジーン，29（6）：614-617．
24) 柘植信哉，渡邉理沙，堤 寛：シェーグレン症候群．デンタルハイジーン，29（9）988-989．
25) 安藤陽子：シェーグレン症候群の発見，そしてこれから－臨床経験に基づく"違和感"を見逃さない－．デンタルハイジーン，30（2）172-177．
26) 中川英俊，高宮 瞳：義歯のケアに強くなる！ Chapter2 義歯を装着した患者さんが来院したら何をみる？どこをみる？．デンタルハイジーン，30（6）：580-594．
27) 山口朱見：快適な口腔内の湿潤状態を保つために～口腔保湿剤を効

参考文献・資料・Web サイト

果的に用いよう．デンタルハイジー，30（12）：1260-1263.
28）中尾俊之：慢性腎臓病（CKD）．デンタルハイジーン，31（6）：678-679.
29）河野博之：口腔粘膜病変－診査・診断・治療のガイドライン－．九州歯科大学同窓会，北九州，2003.
30）齋藤 力，井出吉信，植田耕一郎：口と歯の病気マップ．医歯薬出版，東京，2003.
31）主婦と生活社，編：生活習慣病治す防ぐ大事典 自分でできる！ 家庭でとりくむ！．主婦と生活社，東京，2004.
32）平澤秀人：図説 認知症高齢者の心がわかる本．講談社，東京，2010：176-185.
33）永井 正：図解 白血病・悪性リンパ腫がわかる本－ここまで進んだ最新治療．法研，東京，2008.
34）健康長寿ネット
http://www.tyojyu.or.jp/hp/menu000000100/hpg000000002.htm
35）厚生労働省　http://www.mhlw.go.jp/
36）アステラス製薬　http://www.astellas.com/jp/
37）公益財団法人 痛風財団　http://www.tufu.or.jp/
38）徳島県医師会 公式ホームページ　http://www2.tokushima.med.or.jp/
39）リウマチ情報センター
http://www.rheuma-net.or.jp/rheuma/index.html

妊娠・出産

1）医療法人社団磯部レディースクリニック（山口県宇部市島 2-1-3）
http://www.isobe.or.jp/doctor/doctor.html
2）情報誌「mam 通信」（医療法人社団磯部レディースクリニック）

更年期

1）水沼英樹：専門のお医者さんが語るQ＆A 更年期障害，改訂新版．保健同人社，東京，2009.
2）和気裕之，天笠光雄，渋谷鑛，他：有病者歯科 ポケットブック全身疾患vs歯科治療．デンタルダイヤモンド社．東京，2009：23，108-109，179，198-199，226-227.
3）橋本賢二，編：月刊デンタルハイジーン別冊／知ってて安心！ 全身疾患ガイド．医歯薬出版，東京，2001：112-113，125.
4）王 宝禮，可児徳子，他：最新歯科衛生士教本 疾病の成り立ち及び回復過程の促進3 薬理学．医歯薬出版，東京，2008：43-44.
5）沼部幸博，和泉雄一，編：月刊デンタルハイジーン別冊／歯科衛生士のためのペリオドンタルメディシン 全身の健康と歯周病とのかかわり．医歯薬出版．東京，2009：110-115.
6）細井延行：更年期障害とは．歯科衛生士，31（12）：24-28，2007.

7）稲垣幸司, 黒須康成, 他：更年期障害と歯周病との関係. 歯科衛生士, 31（12）：29-42, 2007.
8）石川浩二, 芦原 睦：更年期障害患者とのコミュニケーション. 歯科衛生士, 31（12）：43-48, 2007.
9）近藤裕美, 有田一喜：歯科恐怖（歯科不安）の強い患者さんへのアプローチ. DHstyle, 3（7）：58-63, 2009.
10）水沼英樹：卒後研修プログラム―サンライズセミナー4 更年期障害の取り扱い. 日本産科婦人科学会雑誌, 55（9）：312-314, 2003.
　http://www.jsog.or.jp/PDF/55/5509-312.pdf
11）佐伯俊昭：ホルモン補充療法が乳がんの診察に及ぼす影響とその対策に関する研究. 厚生労働省がん研究助成金, 2005：1-4.
　http://ganjoho.jp/pro/mhlw-cancer-grant/2004/keikaku/15-19.pdf
12）刈谷方俊：(11) クリニカルカンファレンス (9) 更年期医療における問題点を克服する 3) HRTと発癌を考える. 日本産科婦人科学会雑誌. 58（9）372 – 376, 2006.
　http://www.jsog.or.jp/PDF/58/5809-372.pdf
13）矢野 哲：(11) クリニカルカンファレンス (9) 更年期医療における問題点を克服する 4) 更年期の精神症状に対する対応. 日本産科婦人科学会雑誌. 58（9）377 – 381, 2006.
　http://www.jsog.or.jp/PDF/58/5809-377.pdf
14）後山尚久. クリニカルカンファレンス (10) 女性のライフステージにおける心のケア 3) 更年期のうつ. 日本産科婦人科学会雑誌. 61（9）406 – 409, 2009.
　http://www.jsog.or.jp/PDF/61/6109-406.pdf
15）邵仁 哲：特集「心と身体の健康―最近の話題―」男性更年期障害―LOH症候群の観点から―. 京都府立医科大学雑誌, 119（6）：417-423, 2010.
　http://www.kpu-m.ac.jp/k/jkpum/pdf/119/119-6/sou.pdf
16）「LOH症候群診療ガイドライン」検討ワーキング委員会：加齢男性性腺機能低下症候群診療の手引き. 日本泌尿器科学会, 日本Men's Health医学会：1-22, 2007.
　http://www.urol.or.jp/iryo/guideline/pdf/gl_LOH.pdf
17）北海道薬剤師会：男性更年期. 北海道薬剤師会公式サイト
　http://www.doyaku.or.jp/soudanshitu/soudannzireisyuu/H21-15.pdf
18）日本動脈硬化学会：動脈硬化性疾患予防ガイドライン2007年版. 日本動脈硬化学会, 1-10, 2007.
　http://jas.umin.ac.jp/index.html
19）医療と健康. 知って得する病気の知識 動脈硬化（動脈硬化症）. 日本医師会, 2009.
　http://www.med.or.jp/chishiki/doumyakukouka/004.html#Anchor-35882

20) 日本口腔外科学会：ビスホスホネート系薬剤と顎骨壊死～理解を深めていただくために～．日本口腔外科学会，1-16，2008．
http://www.jsoms.or.jp/pdf2/bone_bisphos.pdf
21) 独立行政法人国立がん研究センターがん対策情報センターがん情報サービス http://ganjoho.jp/public/index.html
22) 財団法人　骨粗鬆症財団
http://www.jpof.or.jp/index.html
23) 農林水産省．食事バランスガイド．2011
http://www.maff.go.jp/j/balance_guide/b_about/guide.html
24) 指導箋集／お役立ち情報／エーザイの医療関係者向けサイト新冨元気のレシピ集．http://www.eisai.jp/medical/useful/prescribe/pdf/ACL_1_215B.pdf
25) 本間之夫：日医ニュース　健康プラザ　骨盤底筋体操が効果的－女性の尿失禁－．日本医師会，2008．

[更年期の歯科・口腔]
1) 志村真理子：その症状はホルモンのいたずらです．女性の元気は口もとから！．歯医者さんの待合室，9（5）：4-15．
2) 稲垣幸司，黒須康成，坂野雅洋，他：更年期障害と歯周病との関係．歯科衛生士，31（12）：29-42．
3) 沼部幸博，和泉雄一，稲垣幸司，坂野雅洋，他：3章 6 骨粗鬆症と歯周病．月刊デンタルハイジーン別冊　歯科衛生士のためのペリオドンタルメディシン　全身の健康と歯周病とのかかわり，医歯薬出版，東京，2009：110-115．
4) 柿木保明，西原達次，編，安細敏弘，高橋哲：　口腔乾燥への対応法．月刊デンタルハイジーン別冊　唾液と口腔乾燥症，医歯薬出版，東京，2003：68-86．
5) 柿木保明　西原達次，編：疾患と漢方　歯科医師・歯科衛生士のための舌診入門—新しい歯科医療の展開．東京．ヒョーロン・パブリッシャーズ．東京，2001：190-204．
6) クリスティアン・ノースロップ（Christiane Northrup,M.D.），坂本忍，工藤秀機，監修，片山陽子，訳：女性の生き方を変える　更年期完全ガイド　—心身の健康から、ホルモン療法、ダイエットまで．創元社，大阪，2004．
7) 山近重生，中川達哉，中川洋一：歯科衛生士必携！有病者の対応チェアサイドSOSブック．クインテッセンス出版，東京，2010：64-69．

食育

1) ㈳日本歯科医師会：歯科関係者のための食育推進支援ガイド．平成19年6月．
2) 食育支援ガイドブック作製委員会：歯科からアプローチする食育支援ガイドブック．ライフステージに応じた食べ方支援とその実践．

医歯薬出版，東京，2009．
3）巷野悟郎他監修：心・栄養・食べ方を育む乳幼児の食行動と食支援．医歯薬出版，東京，2008．
4）向井美惠編：乳幼児の摂食指導 お母さんの疑問に答える．医歯薬出版，東京，2000．

---------- ビジネスマナー ----------

1）河合峰雄，橋本 香，吉崎智子，豊島美香：第2章 バイタルサインからわかる患者さんの身体の状態・バイタルサインの測り方と読み解き方．デンタルハイジーン別冊 もっと知りたい！病気とくすりハンドブック．医歯薬出版，東京，2008：18-24．
2）岡部栄逸朗，監修，李 昌一，塗々木和男，岡部栄逸朗：第2部 2 処方と処方箋．これ一冊でわかる歯科に関連する薬の知識―高齢社会に備えて―，クインテッセンス出版．東京，1997：24-27．
3）財団法人 実務技能検定協会：はがきと封書の知識．秘書検定集中講義2級．早稲田教育出版，東京，2006．
4）塚﨑洋子：医療職として身につけておきたい！こころを癒す「接遇・マナー」のきほん 言葉の遣い方．デンタルハイジーン，31（6）：680-681．
5）木村智子：歯科医院で働くスタッフのためのマナー講座～快いふれあい～言葉遣いのエッセンス Part 2．DH Style，22（9）：72-73．

索引

あ
- 亜鉛欠乏症 …… 196
- 悪性腫瘍 …… 66
- 悪性リンパ腫 …… 184
- アフタ性口内炎 …… 41
- アルコール依存症 …… 97
- アルツハイマー型認知症 …… 164
- アンドロゲン …… 146
- 胃潰瘍 …… 173
- 胃がん …… 173
- 萎縮性膣炎 …… 132
- インスリン療法 …… 103・104
- インプラント周囲炎 …… 119
- インプラント治療 …… 119
- ウイルス性肝炎 …… 236
- ウォーキングブリーチ …… 92
- 受付のマナー …… 272・273
- 内祝い …… 262
- うつ病 …… 81・165・135
- エイズ …… 236
- エストロゲン …… 66・72・87・111・202
- エプーリス …… 15
- 円錐切除術 …… 70
- 黄体期 …… 204
- 黄体ホルモン（プロゲステロン）…… 203
- 嘔吐・下痢 …… 94
- 往復はがき …… 275
- オールセラミックス …… 93
- オキシトシン …… 216
- お焼香 …… 258
- オフィスホワイトニング …… 92
- お見舞いの表書き …… 264
- おりもの …… 132
- 悪露 …… 215
- 温熱療法 …… 77

か
- 快気内祝 …… 264
- 開咬 …… 44
- 疥癬 …… 182
- カウンセリング …… 53・82
- 過蓋咬合 …… 45
- 化学療法 …… 69・71
- 顎関節症 …… 40
- 顎骨壊死 …… 102
- 拡張期血圧 …… 100
- 過期産 …… 210
- 過剰歯 …… 29・53
- 過食症 …… 53
- 過剰歯 ……
- 過多月経 …… 72
- カタル性口内炎 …… 41
- かちかち歯食べ期 …… 22
- 過敏性腸症候群 …… 84
- カミカミ期 …… 21
- 仮面うつ病 …… 137
- 空の巣症候群 …… 96
- 加齢男性性腺機能低下症候群 …… 146
- 肝炎 …… 176
- 間欠性跛行 …… 129
- 関節リウマチ …… 75・180
- 冠動脈 …… 129
- 漢方製剤 …… 138・140
- 漢方薬療法 …… 74
- 気管支喘息 …… 172
- 義歯 …… 199
- キッチンドランカー …… 97
- 基底棘 …… 24
- 偽妊娠療法 …… 74
- 偽閉経療法 …… 72・74
- 吸啜反射 …… 241
- 休養 …… 82
- 狭心症 …… 105・106・129・170
- 頬粘膜がん …… 198
- 強皮症 …… 75
- 恐怖症 …… 54
- 胸部・腹部大動脈瘤 …… 129
- 虚血性心疾患 …… 105
- 拒食症 …… 52
- 起立性調節障害 …… 50
- 筋機能療法 …… 117
- 筋腫核手術 …… 73
- 筋層 …… 71
- 筋層内筋腫 …… 72
- 空腹時血糖値 …… 103・107・111
- クール法 …… 114
- くも膜下出血 …… 167

285

- 経口避妊薬 …… 206
- 血管炎症候群 …… 75
- 月経期 …… 205
- 月経困難症 …… 72
- 結合組織疾患 …… 75
- 結合組織病 …… 75
- 結婚式 …… 260
- 結婚届 …… 262
- 血糖コントロール …… 103
- 血友病 …… 120
- ケミカルメディエータ …… 108
- 下痢型 …… 85
- 健康維持外来 …… 137
- 原始反射 …… 10・241
- 謙譲語 …… 252
- 原発う蝕 …… 88
- 原発性骨粗鬆症 …… 124
- 降圧薬 …… 100・101
- 高温相 …… 217
- 口蓋裂 …… 12
- 口渇 …… 158
- 抗がん剤 …… 69
- 抗凝固薬 …… 100
- 口腔がん …… 196
- 口腔カンジダ症 …… 191
- 口腔乾燥 …… 115・118・148
- 口腔乾燥症（ドライマウス） …… 192
- 抗血小板薬 …… 100
- 膠原病 …… 75
- 高血圧 …… 100
- 咬合性外傷 …… 112
- 高脂血症 …… 106
- 硬質レジン …… 93
- 口臭 …… 118
- 甲状腺機能亢進症 …… 102
- 甲状腺クリーゼ …… 78
- 甲状腺ホルモン …… 77
- 口唇がん …… 197
- 口唇食べ期 …… 10
- 口唇反射 …… 241
- 口唇閉鎖 …… 247
- 口唇裂 …… 12
- 向精神薬 …… 136
- 光線力学的治療（PDT） …… 70

- 口底がん …… 198
- 香典 …… 254
- 香典の表書き …… 256
- 口内炎 …… 94
- 高尿酸血症 …… 185
- 更年期うつ病 …… 136
- 更年期外来 …… 137
- 更年期指数表 …… 125・156
- 更年期障害 …… 123
- 更年期症状 …… 123
- 広汎性子宮全摘手術 …… 71
- ゴックン期 …… 20
- 骨粗鬆症 …… 53・101・124・150
- 骨粗鬆症検診 …… 127
- 骨盤底筋体操 …… 142
- 骨量測定 …… 127
- 混合性結合組織病 …… 75
- 根治手術 …… 75
- 根面う蝕 …… 115・193

さ

- 催奇形作用 …… 220
- 臍帯 …… 212
- 在胎週数 …… 224
- サイトカイン …… 213・224
- 匙状爪（さじじょうつめ／スプーンネイル） …… 80
- 産褥期 …… 215
- 産褥熱 …… 215
- 仕上げ磨き …… 31
- シェーグレン型口腔乾燥症 …… 192
- シェーグレン症候群 …… 75・116
- 子宮 …… 207
- 子宮がん …… 133・144
- 子宮筋腫 …… 132
- 子宮頸管 …… 207
- 子宮頸がん …… 133
- 子宮頸部 …… 69
- 子宮収縮 …… 213
- 子宮全摘手術 …… 73
- 子宮体がん（子宮内膜がん） …… 133
- 子宮内膜症 …… 132

索引

- 子宮内膜組織 …… 73
- 自己検診 …… 67
- 自己視線恐怖症 …… 55
- 自己臭恐怖症 …… 54
- 自己免疫疾患 …… 75・116
- しこり …… 67
- 脂質異常症 …… 130・184
- 自浄作用 …… 113
- 思春期性歯肉炎 …… 40
- 歯性感染症 …… 108
- 歯肉がん …… 198
- 歯肉血管腫（エプーリス） …… 223
- 歯肉増殖 …… 113
- 歯肉肥大 …… 101
- 紫斑病 …… 120
- 収縮期血圧 …… 100
- 十二指腸潰瘍 …… 173
- シュガーコントロール …… 42
- 宿主因子 …… 110
- 手指衛生 …… 235
- 手指消毒 …… 234
- 手術療法 …… 68・70・78
- 主人在宅ストレス症候群 …… 97
- 受精 …… 207
- 受精卵期 …… 211
- 出産祝い …… 260
- 授乳期 …… 240
- 上顎前突 …… 44
- 上顎洞がん …… 198
- 上唇帯の異常 …… 23
- 消毒 …… 234
- 上皮真珠 …… 11
- 漿膜 …… 71
- 漿膜下筋腫 …… 72
- 食育 …… 238
- 食育基本法 …… 238
- 食育推進宣言 …… 239
- 触診 …… 68
- 褥瘡 …… 181
- 女性ホルモン …… 66・72・101・202
- 女性ホルモン抑制剤 …… 68
- 自律訓練法 …… 143
- 自律神経失調症 …… 147
- 腎盂腎炎 …… 179
- 心筋梗塞 …… 100・105・106・129・171
- 神経伝達物質 …… 81
- 腎血管性高血圧 …… 129
- 侵襲性歯周炎 …… 61・111
- 心臓疾患 …… 120
- 身体醜形恐怖症 …… 55
- 身体の依存 …… 98
- 審美補綴 …… 93
- 心不全 …… 171
- 腎不全 …… 177
- 腎動脈（腎硬化症）…… 129
- 心理的依存 …… 98
- 水血症 …… 226
- スーパーウーマン・シンドローム …… 84
- スーパーフロス …… 195
- スクラビング法 …… 60
- スタンダード・プリコーション …… 234
- スモーカーズメラノーシス …… 99
- 正期産 …… 210
- 性器脱 …… 131
- 性交痛 …… 132
- 成婚届 …… 262
- 精神神経作用剤 …… 138・139
- 性腺ホルモン …… 202
- 生理の妊娠貧血 …… 226
- 生理の貧血 …… 224
- 脊髄小脳変性症 …… 169
- 赤面恐怖症 …… 54
- 石灰化 …… 68
- 舌がん …… 197
- 赤血球数 …… 80
- 舌小帯の異常 …… 23
- 摂食機能療法 …… 250
- 摂食障害 …… 52
- 絶対過敏期 …… 221
- 舌痛症 …… 148
- 舌突出 …… 247
- 切迫早産 …… 212
- セロトニン …… 81
- 全身性エリテマトーデス（SLE）

287

- ……75
- 前置胎盤 ……213
- 先天性欠如歯 ……29
- 先天歯 ……11
- せん妄 ……165
- 前立腺肥大症 ……179
- 躁うつ病 ……158
- 葬儀式 ……254
- 早産 ……209・210・224
- 養生 ……45
- 相対過敏期 ……221
- 続発性骨粗鬆症 ……125
- 咀嚼の発達 ……244
- 外脇付 ……276
- 尊敬語 ……252

た

- 胎芽期 ……211
- 胎児期 ……211
- 胎児毒性期 ……222
- 対症療法 ……72
- 対人恐怖症 ……54
- 大腸がん ……174
- 台所症候群 ……97
- 第二次性徴 ……49
- 第二発育急進期 ……48
- 胎盤 ……216・212
- 唾液緩衝能 ……89
- 唾液腺マッサージ ……149・193
- 多臓器圧迫 ……72
- 多胎 ……213
- 脱水症 ……186
- 多発性筋炎・皮膚筋炎 ……75
- 胆管炎 ……176
- 探索反射 ……241
- 中心結節 ……37
- 手づかみ食べ ……243
- 糖尿病 ……100
- 特別支援 ……249
- 単純子宮全摘手術 ……71
- 男性更年期障害 ……146
- 男性ホルモン ……146
- 胆石症 ……175
- 胆嚢炎 ……176
- 着床時出血 ……208
- 中性脂肪 ……107
- 超音波検査 ……68
- 腸閉塞 ……174
- 通常はがき ……275
- 痛風 ……185
- つまようじ法 ……114・115
- 通夜 ……254
- つわり ……211
- 手洗い ……234
- 低温相 ……217
- 低血糖 ……104
- 丁寧語 ……252
- 低用量ピル ……206
- テストステロン ……146
- 鉄欠乏性貧血 ……49・80・226
- デンチャープラークコントロール ……199
- 電話を受ける手順 ……274
- 電話をかける手順 ……274
- 統合失調 ……120
- 糖尿病 ……100
- 動脈硬化 ……128
- 特別支援 ……249
- ドライマウス ……118

な

- 内膜 ……71
- ニコチン中毒 ……98
- 二次う蝕 ……88
- 二重敬語 ……253
- 日光浴 ……141
- 乳がん ……134・145
- 乳がん検診 ……68
- 乳腺 ……66
- 乳腺炎 ……216
- 乳房 ……66
- 乳房切除手術 ……68
- 尿失禁 ……131
- 尿道カルンクル ……131
- 尿毒症 ……129
- 尿路感染 ……216
- 尿路感染症 ……178
- 妊娠悪阻 ……212
- 妊娠期の分類 ……209・210
- 妊娠週数の数え方 ……208

索引

- 妊娠性歯肉炎 …… 223
- 妊娠中毒症 …… 220
- 妊娠中の治療体位 …… 229
- 認知症 …… 164・205
- 粘膜下筋腫 …… 72
- 脳血管性認知症 …… 164
- 脳梗塞 …… 100・129
- 脳出血 …… 129・167
- 脳動脈 …… 129
- 熨斗 …… 260
- ノルアドレナリン …… 81

は

- パーキンソン病 …… 169
- 肺炎 …… 172
- バイオフィルム …… 89
- ハイブリッドセラミックス …… 93
- 排卵期 …… 204
- 歯ぐき食べ期 …… 14
- 白内障 …… 187
- 橋本病 …… 79
- 破水 …… 214
- バス法 …… 65・114・115
- バセドウ病 …… 77
- 発育空隙 …… 24
- 白血球・血小板の減少 …… 94
- 白血病 …… 120・183
- 歯のマニキュア …… 91
- 反対咬合 …… 44
- 美化語 …… 253
- 非シェーグレン型口腔乾燥症 …… 192
- ビシャの脂肪床 …… 242
- ビスフォスフォネート（BP）系薬剤と歯科治療 …… 151
- ヒト絨毛性ゴナドロピン（HCG） …… 209
- ヒトパピローマウイルス（HPV） …… 69・133
- ヒト免疫不全ウイルス …… 236
- 肥満 …… 53
- 病気見舞い …… 263
- 標準予防策 …… 234
- ピル …… 206
- 披露宴 …… 260
- 貧血 …… 53・72・183
- 腹圧性尿失禁 …… 131
- 不潔性歯肉炎 …… 36
- 不正出血 …… 132
- 不整脈 …… 106
- フッ化物 …… 42・43
- 物理的プラークコントロール …… 114
- 物理療法 …… 77
- ぶどう子（胞状奇胎）…… 211
- プラークコントロール …… 113
- プラセンタバリア（placental barrier）…… 216
- プレ更年期 …… 122
- プロゲステロン …… 72・202
- プロスタグランディン …… 213
- プロラクチン …… 216
- 分娩予定日 …… 208・210
- 閉経 …… 122
- ヘマトクリット値 …… 80
- ヘモグロビン …… 80
- ヘモグロビン値 …… 80
- ヘルペス性歯肉口内炎 …… 41
- 変形性関節症 …… 180
- 便秘型 …… 85
- 便秘下痢交代型 …… 85
- 扁平上皮がん …… 196
- 膀胱炎 …… 179
- 膀胱訓練 …… 142
- 放散痛 …… 105
- 傍歯槽堤 …… 242
- 放射性ヨード（アイソトープ）内用療法 …… 78
- 放射線療法 …… 68・71・116
- 萌出性歯肉炎 …… 36
- ホームホワイトニング …… 92
- 母子感染 …… 236
- 母子分離 …… 33
- 保存手術 …… 74
- 補綴物の管理 …… 195
- ホテル宛の表書き …… 276
- 哺乳行動 …… 241
- 哺乳障害 …… 12

- 哺乳ビン障害 …… 25
- ホルモン依存性乳がん …… 145
- ホルモン感受性乳がん …… 145
- ホルモン剤 …… 138・139
- ホルモン補充療法（HRT） …… 86・138・144
- ホルモン療法 …… 68・146
- ホワイトニング …… 92
- 本態性高血圧症 …… 100

ま
- 末梢動脈（閉塞性動脈硬化症） …… 129
- マンモグラフィ検査 …… 68
- 味覚障害 …… 196
- 水引 …… 260・263
- 無酸素運動 …… 141
- 無症候性細菌尿 …… 178
- 無症候性慢性膀胱炎 …… 178
- ムスカリン受容体刺激薬 …… 116
- メイキャップ …… 91
- 名刺受け渡しのマナー …… 272
- メタボリックシンドローム …… 107・108
- メタルセラミックス …… 93
- 滅菌 …… 234
- 燃え尽き症候群 …… 97
- モグモグ期 …… 20

や
- 薬物依存 …… 98
- 薬物性歯肉肥大 …… 101
- 薬物中毒 …… 120
- 薬物療法 …… 53・77・78・82
- 有酸素運動 …… 141
- 郵便書簡 …… 275
- 癒合歯 …… 15
- 指しゃぶり …… 18
- 幼児虐待 …… 13
- 幼児食 …… 245
- 要点速記メモ …… 270
- 予防充塡材（フィシャーシーラント） …… 38

ら
- ラミネートベニア …… 92
- 卵黄 …… 212
- 卵管 …… 207
- 卵巣がん …… 134・145
- 卵胞期 …… 203
- 卵胞刺激ホルモン …… 202
- 卵胞ホルモン（エストロゲン） …… 203
- リウマチ性疾患 …… 75
- リガフェーデ …… 11
- 離乳食の進め方 …… 20・242
- リモデリング …… 126
- 流産 …… 209・210
- 緑内障 …… 188
- リンパ浮腫 …… 93
- レイノー現象 …… 76
- レーザー …… 77
- レプチン …… 108
- 老人性難聴 …… 188

わ
- 脇付 …… 276

[英数]
- 1型糖尿病（インスリン依存型） …… 102
- 1歳6ヵ月健診 …… 26
- 2型糖尿病（インスリン依存型） …… 102
- 3歳児健診 …… 34
- 5W2Hの法則 …… 268
- 10-Days rule …… 230
- All or noneの法則 …… 220
- BP系薬剤 …… 102
- BP系薬剤関連骨壊死（BRONJ） …… 151
- HbA1c …… 103
- HIV …… 236
- PMTC …… 91
- WHI study …… 145
- WHI試験 …… 145

編集後記

　　本書をお読みくださった nadeshiko のみなさまへ

本書を手にとってくださってありがとうございます。

私は、生まれたときから「女性」だったので (^^)、世の中こんなものだろうと生きていたのですが……成人して社会に出て、ある時、気づきました。
男は、人として生きていけばよいのだけれど、女の場合は人として生き、女性をも生きていかなければならないのだ、と。
男女同権が当たり前になって、女性が守られているように思うなか、女性は、いっそう負うものが大きくなっているような気がしたのです。

けれど、ここ数年の、さまざまな場での nadeshiko たちの活躍が、女性の能力の高さ、力強さを証明してくれました。男性に比べ身体能力が劣る分、女性には困難を乗り越えていくプラスαが備わっているにちがいありません。
いまでは、女性のほうがいろいろな場面において選択肢が多く、可能性が広がる環境にある、そんなふうに感じています。

仕事では、達成可能な身近な目標を立て、１つひとつクリアしていけば、長い年月を経て多くのことができるようになり、自信がついていくことでしょう。でも、いつか、年をとることが重く感じられる時がくるかもしれません。そのような時、不安を感じることがないように、年代ごとの目標「女の一生」を本書の第１頁に掲載いたしました。読み人知らずの詩ですが、女性を生きていく楽しさを知り、希望がわいてきます。

みなさまが、年を重ねるごとに輝きを増して、よりステキな nadeshiko となりますように。心から願っています。

　　　　　　　　　　　　デンタルダイヤモンド社　後藤由紀

＊略歴

三木千津（みき ちづ）

- 歯科衛生士

1998年、香川県歯科技術専門学校卒業。医療法人社団蓮成会 蓮井歯科・ファミリークリニックに勤務。現在に至る。徳島文理大学音楽学部卒業。鳴門教育大学大学院教育研究科在籍。

【所属学会】

日本歯周病学会 認定歯科衛生士
日本口腔インプラント学会 認定専門歯科衛生士

【著書】

『歯科衛生士ポケットブック OSARAI』，デンタルダイヤモンド社，2007．
『歯科衛生士ポケットブック ASUNARO』，デンタルダイヤモンド社，2009．
『歯科衛生士・アシスタント ポケットブック RU』，デンタルダイヤモンド社，2010．

歯科医院で働く女性のためのポケットブック

発行日	──	2012年4月1日　第1版第1刷
編　者	──	三木千津
発行人	──	湯山幸寿
発行所	──	株式会社デンタルダイヤモンド社
		〒101-0054 東京都千代田区神田錦町1-14-13
		錦町デンタルビル
		電話＝03-3219-2571 (代)
		http://www.dental-diamond.co.jp/
		振替口座＝00160-3-10768
印刷所	──	能登印刷株式会社

Ⓒ Chizu MIKI, 2012
落丁、乱丁本はお取り替えいたします。

- 本書の複製権・翻訳権・上映権・譲渡権・公衆送信権（送信可能化権を含む）は、㈱デンタルダイヤモンド社が保有します。
- JCOPY ＜㈳出版者著作権管理機構 委託出版物＞
- 本書の無断複写は著作権法上での例外を除き禁じられています。複写される場合は、そのつど事前に㈳出版者著作権管理機構（TEL：03-3513-6969，FAX：03-3513-6979、e-mail：info@jcopy.or.jp）の許諾を得てください。